国家基本职业培训包教程

YANGLAO HULIYUAN

养老护理员

（高级）

人力资源社会保障部教材办公室 组织编写

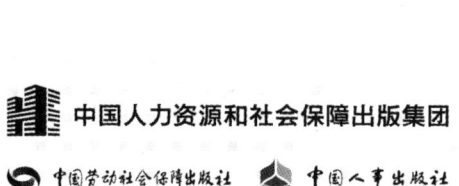

中国人力资源和社会保障出版集团

中国劳动社会保障出版社　中国人事出版社

图书在版编目(CIP)数据

养老护理员:高级/人力资源社会保障部教材办公室组织编写. -- 北京:中国劳动社会保障出版社:中国人事出版社,2019

国家基本职业培训包教程

ISBN 978-7-5167-3831-3

Ⅰ.①养… Ⅱ.①人… Ⅲ.①老年人-护理学-技术培训-教材 Ⅳ.①R473.59

中国版本图书馆CIP数据核字(2019)第221949号

中国劳动社会保障出版社
中国人事出版社 出版发行

(北京市惠新东街1号 邮政编码:100029)

*

三河市华骏印务包装有限公司印刷装订 新华书店经销

787毫米×1092毫米 16开本 10.75印张 190千字
2019年11月第1版 2021年11月第2次印刷

定价:29.00元

读者服务部电话:(010)64929211/84209101/64921644
营销中心电话:(010)64962347
出版社网址:http://www.class.com.cn

版权专有 侵权必究

如有印装差错,请与本社联系调换:(010)81211666
我社将与版权执法机关配合,大力打击盗印、销售和使用盗版
图书活动,敬请广大读者协助举报,经查实将给予举报者奖励。
举报电话:(010)64954652

《国家基本职业培训包教程》

编审委员会

主　任：张立新　张　斌

副主任：王晓君　袁　芳　魏丽君

委　员：王　霄　项声闻　杨　奕　蔡　兵　葛恒双
　　　　张　伟　赵　欢　吕红文

本书编审人员

主　编：霍春暖

编　者：刘则杨　辛胜利　谭美青　王秀华　王艳艳
　　　　刘婧桓　尹　学　徐梦林　黄玉琦　李凤连

审　稿：王志稳

前言
Preface

为贯彻落实《中华人民共和国国民经济和社会发展第十三个五年规划纲要》提出的"实行国家基本职业培训包制度"的要求，全面推进《国务院关于推行终身职业技能培训制度的意见》各项部署，按照《人力资源社会保障部办公厅关于推进职业培训包工作的通知》的工作安排，"十三五"期间，组织开发100个国家基本职业培训包，指导开发100个地方（行业）特色职业培训包。职业培训包开发工作是新时期职业培训领域的一项重要基础性工作，旨在形成以综合职业能力培养为核心，以技能水平评价为导向，实现职业培训全过程管理的职业技能培训教学服务体系，这对于进一步提高培训质量，加强职业培训规范化、科学化管理，促进职业培训与就业需求的有效衔接，推行终身职业培训制度具有积极的作用。

职业培训包是依据《国家职业技能标准》，结合职业岗位实际需求开发的，集培训标准、课程规范、教学与学习资源、职业指南、培训机构设置指南等于一体的职业培训资源总和，是职业技能培训规范性技术文件。国家基本职业培训包由指南包、课程包、资源包三个子包构成，三个子包各含有相应培训内容与教学资源。

人力资源社会保障部教材办公室组织参加"国家基本职业培训包（指南包 课程包）"编制的专家及其他有关专家依据指南包、课程包，编写了"国家基本职业培训包教程"（简称培训包教程）。

培训包教程是职业培训包中资源包的重要组成部分。教程严格对应职业培训包课程规范要求，遵循职业培训教学规律，紧密结合经济社会发展的新要求和企业技术进步的实际需要编写。另外，探索"互联网+职业培训"模式，在开发培训包教程的同时，配套开发数字课程资源，实现线上线下培训的有机衔接。

培训包教程分级别编写，其中，基本素质内容涵盖课程包的职业基本素质培训要求，是各级别均需掌握的基础知识；各级别教程采用"模块—课程—学习单元"的设计结构，与课程包的课程规范结构一一对应。

培训包教程适用于各类政府补贴培训、企业自主培训和市场化培训，是公共实训机构、职业院校（含技工院校）、职业培训机构和行业企业开展职业培训的重要资源。

培训包教程在编写中得到北京医大时代科技发展有限公司等单位的大力支持，在此表示衷心感谢。

培训包教程编写是一项探索性工作，欢迎培训单位和培训学员在使用中提出宝贵意见，以臻完善。

人力资源社会保障部教材办公室

Contents
目录 养老护理员（高级）

生活照料

模块 1

课程 1-1　饮食照料
- 学习单元 1　老年人进食、进水困难基本原因识别　004
- 学习单元 2　老年人不良饮食习惯健康指导及改善建议　008
- 学习单元 3　老年人治疗饮食落实情况检查　013
- 学习单元 4　老年人呕吐物识别、记录及呕吐应对措施　018

课程 1-2　排泄照料
- 学习单元 1　老年人排尿异常识别　021
- 学习单元 2　老年人排便异常识别　026

基础护理

模块 2

课程 2-1　消毒防护
- 学习单元 1　使用紫外线灯消毒老年人房间　031
- 学习单元 2　配制消毒液消毒老年人房间　035

课程 2-2　应急救护
- 学习单元 1　老年人外伤初步止血应急处理　040
- 学习单元 2　老年人烫伤的应对　047
- 学习单元 3　老年人跌倒后的初步处理　050
- 学习单元 4　配合医护人员对骨折老年人的应急处理　051
- 学习单元 5　老年人误吸和窒息的应急处理　062

| | 学习单元 6　心脏骤停老年人的应对 | 069 |
| | 学习单元 7　老年人氧气吸入操作 | 073 |

康复护理

模块 3

课程 3-1　康乐活动照护
学习单元　带领认知障碍（老年性痴呆）老年人进行
　　　　　文娱活动　　　　　　　　　　　　　　085
课程 3-2　功能锻炼
学习单元 1　帮助肢体障碍老年人进行康复训练　　091
学习单元 2　帮助尿失禁老年人进行功能训练　　　095

心理护理

模块 4

课程 4-1　心理疏导
学习单元 1　通过观察发现老年人心理变化　　　　101
学习单元 2　通过语言和非语言交流疏导老年人
　　　　　　不良情绪　　　　　　　　　　　　121
课程 4-2　心理保健
学习单元 1　老年人及其家属的心理健康教育　　　131
学习单元 2　老年人交往环境的营造　　　　　　　139
学习单元 3　老年人兴趣活动的设计　　　　　　　142

培训指导

模块 5

课程 5-1　培训
学习单元 1　初级养老护理员培训教案编写　　　　153
学习单元 2　初级养老护理员基础培训　　　　　　157
课程 5-2　指导
学习单元　初级养老护理员实操指导　　　　　　　161

模块 1

生活照料

- 课程 1-1　饮食照料
- 课程 1-2　排泄照料

课程设置[1]

课程	学习单元	课堂学时
1-1 饮食照料	（1）老年人进食、进水困难基本原因识别	4
	（2）老年人不良饮食习惯健康指导及改善建议	4
	（3）老年人治疗饮食落实情况检查	4
	（4）老年人呕吐物识别、记录及呕吐应对措施	4
1-2 排泄照料	（1）老年人排尿异常识别	4
	（2）老年人排便异常识别	4

课程 1-1 饮食照料

学习内容[2]

学习单元	课程内容	培训建议	课堂学时
（1）老年人进食、进水困难基本原因识别	1）老年人进食、进水困难概述 ①进食困难的原因及表现 ②进水困难的原因及表现 2）进食、进水困难原因识别方法 ①观察老年人进食、进水表现 ②询问老年人进食、进水情况 ③判断原因	（1）方法：讲授法、演示法、实训（练习）法	4

---

[1][2]：全书"课程设置"和"学习内容"摘自《国家基本职业培训包（指南包　课程包）·养老护理员（试行）》，供参考。

续表

学习单元	课程内容	培训建议	课堂学时
	3）老年人进食、进水困难基本原因识别操作	（2）重点与难点：老年人进食、进水困难基本原因识别	
	4）老年人进食、进水困难基本原因识别操作注意事项		
（2）老年人不良饮食习惯健康指导及改善建议	1）老年人饮食习惯概述 ①老年人常见不良饮食习惯 ②影响老年人饮食习惯因素	（1）方法：讲授法、演示法、实训（练习）法 （2）重点与难点：老年人健康饮食指导、对老年人不良的饮食习惯提出改善建议	4
	2）老年人健康饮食指导		
	3）对老年人不良饮食习惯提出改善建议操作		
	4）对老年人不良饮食习惯提出改善建议操作注意事项		
（3）老年人治疗饮食落实情况检查	1）治疗饮食概述 ①治疗饮食定义 ②不同病症适宜的治疗饮食	（1）方法：讲授法、演示法、实训（练习）法 （2）重点与难点：不同病症适宜的治疗饮食、老年人治疗饮食的落实情况的检查操作	4
	2）老年人治疗饮食落实的检查内容 ①是否按时食用治疗饮食 ②是否按要求食用治疗饮食 ③食用治疗饮食后的效果 ④检查结果记录		
	3）检查老年人治疗饮食落实操作		
	4）检查老年人治疗饮食落实操作注意事项		
（4）老年人呕吐物识别、记录及呕吐应对措施	1）识别老年人呕吐物异常的意义	（1）方法：讲授法、演示法、实训（练习）法 （2）重点与难点：呕吐物异常的识别与记录	4
	2）呕吐物异常的识别与记录		
	3）呕吐物异常识别及应对操作		
	4）呕吐物异常识别及应对操作注意事项		

学习单元1 老年人进食、进水困难基本原因识别

一、老年人进食、进水困难概述

进食、进水可以给老年人身体提供必需的营养和水分。老年人由于身体衰老或疾病容易出现进食、进水困难,无法正常摄取足够的营养和水分,进而影响老年人的健康。护理员能够准确识别老年人进食、进水困难的原因,及时发现影响老年人健康的因素,从而采取相应措施,保证老年人健康。

1. 进食困难的原因及表现

(1)进食困难原因

1)精神、心理因素。老年人精神差、情绪不佳、食物不合胃口,均影响老年人正常进食,此时咀嚼、吞咽功能均无异常,且未出现呛咳,仅仅表现为老年人不愿进食。

2)生理因素。老年人牙齿松动或缺失导致咀嚼困难,无法咀嚼较硬的食物,无法顺利将食物变成食团,造成进食困难。

3)疾病因素

①抑郁症或痴呆。患有抑郁症时,老年人情绪低落或烦躁,不愿进食;患有痴呆时,有些老年人仅仅将食物含在嘴里,不咀嚼、不吞咽,且我们与老年人无法正常沟通,劝解后无反应。

②口咽部疾病。口咽部损伤会使老年人咀嚼、吞咽困难。在咀嚼和吞咽过程中,老年人主诉有疼痛感。口咽部疾病包括口咽炎、咽肿瘤、咽后壁脓肿等。

③食管疾病。食管炎、食管良性肿瘤、食管癌、食管肌功能失调、甲状腺极度肿大等可使老年人主诉食管某部位有异物感,食物无法顺利通过食管到达胃内,或其过程延长。其中食管癌是重要病因。

④神经、肌肉疾病。患有脑血管疾病的老年人面瘫、舌无力,可导致咀嚼困难、食物无法顺利经口腔运送至咽部,有流涎、言语不清的症状。延髓麻痹、重症肌无力、有机磷杀虫药中毒、多发性肌炎、皮肌炎、环咽肌失弛缓症等也会造成老年人吞咽

困难。

⑤全身性疾病。狂犬病、破伤风、肉毒中毒、缺铁性贫血等，也可引起老年人吞咽困难。

4）体位因素。有利于老年人进食的体位是端坐位、半坐位，其次是侧卧位，容易引起进食困难的体位是仰卧位。老年人出现呛咳或主诉吞咽有异物感，但变换体位后症状消失、无不良主诉，即表示进食困难与体位有关。

（2）进食困难表现

1）咀嚼困难。食物进入口腔内首先被咀嚼。若由于某些原因，老年人无法咀嚼，只是将食物含在嘴里，或咀嚼费力，无法将食物顺利咀嚼成食团，出现咀嚼障碍，则影响老年人正常进食。此时，老年人喜欢进食蛋糕、面包、面条等较软的食物，或喜欢将食物泡在稀饭里泡软后食用。

2）吞咽障碍。食物进入口腔经咀嚼与唾液混合形成食团后，由舌运动将食物通过口腔运送至咽部，到咽部经吞咽动作进入食道，运送至胃内。吞咽困难是指食物在口腔至胃的运送过程中受阻而产生咽部、胸骨后或食管部位的梗阻停滞感觉。老年人常主诉"粘住""停住""挡住""下不去"等症状，或强烈咳嗽、突然喷出食物的呛咳症状。

2. 进水困难的原因及表现

（1）进水困难原因

老年人生理、心理、体位因素均会影响老年人正常进水。抑郁症、口咽部疾病、食管疾病、神经/肌肉疾病、全身性疾病等病症，也可引起老年人进水困难。

（2）进水困难表现

水无须咀嚼，但吞咽水的难度较吞咽食物的难度大。进水困难是指无法正常、顺利地将水从口腔运送至胃内，在吞咽水的过程中出现呛咳的现象。

二、老年人进食、进水困难原因识别方法

了解老年人进食、进水困难的表现后，可通过恰当的方法识别生活中老年人进食、进水困难的原因，以下介绍常用的识别方法。

1. 观察老年人进食、进水的表现

识别老年人进食、进水困难的基本原因，首先应观察老年人的异常表现，老年人

是仅为不愿进食、进水，还是仅将食物或水含在嘴里；是否伴有无法与老年人沟通的现象；出现的呛咳或吞咽困难，能否在变换体位后消除；是仅咀嚼困难，还是吞咽困难；咀嚼或吞咽何种食物困难；饮水是否呛咳；等等。

2. 询问老年人进食、进水的情况

询问老年人"不喜欢这些食物吗？""有什么不顺心的事情吗？""吃东西呛，还是喝水呛？还是吃东西、喝水都呛？""吃馒头、油条费力吗？还是吃蛋糕、面包也费力？""什么体位时呛？坐起来后喝水还呛吗？""吃东西时有什么不舒服吗？疼吗？"通过询问老年人，获得老年人的主诉，了解老年人饮食、饮水的情况。

3. 判断原因

依据老年人的表现和主诉，判断老年人进食、进水困难的表现及原因，见表1-1-1。

表1-1-1 老年人进食、进水困难的表现及原因

老年人表现	老年人主诉	基本原因
不愿进食、进水，精神、情绪不佳	烦闷，不开心，没心情	精神、心理因素抑郁症
不愿进食、进水，无精神、情绪不佳	不爱吃或不爱喝	食物不合胃口
仰卧位吞咽困难、呛咳，变为侧卧位、端坐位或半坐位后症状消失	无不良主诉	与体位有关
仅将食物或水含在嘴里，且伴有无法与老年人沟通的现象	无主诉，无法正常回答问题	痴呆
仅咀嚼困难	咀嚼馒头、油条很费力，咀嚼面包、蛋糕会好些	牙齿松动或稀疏
咀嚼、吞咽困难	嚼东西时口腔内疼，或咽东西时咽部疼	口咽部疾病
咀嚼顺利，有吞咽困难，吞咽时有停顿、不顺畅	吞咽食物过程中某部位有异物感：有东西粘住了，咽的东西停住了，有东西挡住了，感觉咽不下去东西	食管疾病
吞咽困难，或饮水呛咳，或伴有流涎	表述不清或未诉其他不适，进食时吞咽困难或仅为饮水呛咳等	神经、肌肉疾病 全身性疾病

综合实训

1. 实训任务

张老先生，69岁，活动自如，半年来逐渐消瘦，每次吃饭前很开心，一吃饭就特别慢，每顿饭的饭量越来越少，且总唉声叹气。请判断张老先生进食困难的原因。

2. 操作准备

（1）护理员准备。护理员着装整洁，收集资料，了解张老先生的基本状况。

（2）环境准备。谈话环境整洁、无异味。

（3）物品准备。准备1支笔、1份记录单。

（4）安置老年人。协助老年人在居室内取舒适体位。

3. 操作步骤

步骤1　观察表现

观察发现张老先生进食、饮水时速度慢，无呛咳，吞咽有停顿。

步骤2　询问主诉

护理员："张老，您最近怎么饭量少了？是食物不合胃口吗？"

张老先生："不是，是吃东西越来越费劲了。"

护理员："是嚼东西费劲吗？"

张老先生："不是，嚼东西没问题，就是咽东西的时候费劲，总觉得咽下的东西到胸口这儿就被堵着了似的，总是感觉不顺畅。"

护理员："吃所有的东西都这样吗？"

张老先生："不是，吃硬的不行，馒头啊、油条啊、鸡蛋啊都不行，喝水还好，喝粥也还行，就是喝下去后跟粘在喉咙里似的，有点下不去。"

护理员："喝水呛吗？"

张老先生："不呛，现在也只有喝水时最顺畅了，在胸口这儿有点挡了一下的感觉。"

护理员："咽东西时觉着疼吗？"

张老先生："不疼，就是觉着东西到胸口处下得特别不顺畅。"

步骤3　判断原因

根据张老先生的表现：无咀嚼困难及饮水呛咳、有吞咽困难、吞咽不顺畅、主诉咽东西时胸口有异物感，可知张老先生有患食道疾病的可能。

步骤4　记录并报告

（1）记录下张老先生的表现及主诉。

（2）报告家属或医护人员。

（3）及时就医，以做进一步检查、确诊。

4. 注意事项

（1）尊重老年人。与老年人交流时，应态度和蔼、语言温和，使用询问性语言，取得老年人的理解和配合。

（2）记录准确，并及时报告家属或医护人员。

学习单元 2　老年人不良饮食习惯健康指导及改善建议

老年人常有一些不良的饮食习惯，这些不良饮食习惯又与疾病的发生、发展有着密切关系。因此，对老年人的不良饮食习惯进行健康指导，并设法改变老年人的不良饮食习惯，是保证老年人身体健康、延长其寿命、提高其生活质量的前提条件。

一、老年人饮食习惯概述

饮食习惯是指老年人对饮食以及进食、进水方式的偏好，不良饮食习惯会影响老年人对营养、水分的正常吸收，甚至导致老年人产生某些疾病。

1. 老年人常见不良饮食习惯

（1）多吃少餐

多吃少餐是指老年人一日内进餐次数少，而每顿饭的饭量多，即暴饮暴食。致使老年人空腹时间较长，短时间内肠胃负担较重，且易发胖。

（2）喜吃精粮

有些老年人喜吃精粮，不吃糙米粗粮，因为精粮纤维素少，好咀嚼、好吞咽，而粗粮由于纤维素较多，不好咀嚼、不好吞咽。但纤维素可以缓解老年人便秘，增加胆固醇的排泄，而精粮由于纤维素太少，不易产生饱腹感，往往造成过量进食而发生肥胖，增加血管硬化、高血压的发病率。

（3）食物一成不变

由于老年人活动力降低，经常是有什么食物吃什么食物，习惯吃什么食物就一直吃什么食物，时间长了，就会造成营养不均衡，因缺乏某些营养素而患病。

（4）偏食、挑食

老年人较固执，常常自己喜欢吃什么东西就只吃什么东西，不喜欢吃什么东西就一点都不吃，往往造成营养吸收不完全，或营养素缺乏。若绿叶蔬菜吃得少，常会发生维生素C缺乏，而维生素C可以降低胆固醇，减轻或防止动脉硬化。若豆制品吃得少，就不能增加胆固醇在粪便中的排泄。有老年人嫌大蒜、洋葱有特殊气味而拒绝进食，但大蒜、洋葱却有良好的降血脂作用。

（5）过食肥甘

由于老年人味觉、嗅觉功能减低，喜吃口味重的食物，而高盐、高脂饮食会增加脑血管病的发病率。摄糖过多，过剩的部分会转化成脂肪，既会增大血栓的发生概率，也会加重糖尿病老年人的病情。

（6）嗜烟、嗜酒

有些老年人嗜烟、嗜酒，但吸烟、长期过度饮酒会引发心血管疾病，且吸烟会造成肺部疾病等。

（7）喜吃泡饭

有些老年人经常吃水泡饭、汤泡饭，认为既简单又有助于消化，殊不知吃泡饭不仅不利于食物消化，反而影响正常的消化程序和规律。因为吃泡饭往往使食物还没来得及咀嚼形成食团就滑到了胃里，从而不利于食物的消化，且泡饭中的气和水还会冲淡胃液，影响正常消化吸收。

（8）饭后马上吃水果

有些老年人喜欢饭后吃水果，认为有助于消化。但水果中含有大量单糖类物质，很容易被小肠吸收，但若被饭菜阻塞在胃中，就会因腐败而形成胀气，导致胃部不适。

2. 影响老年人饮食习惯的因素

（1）生理因素

老年人身体各器官功能逐渐衰弱，牙齿开始脱落，咀嚼能力逐渐下降，味觉、嗅觉能力减低，消化及吸收能力也慢慢减退，影响老年人的食欲，从而影响老年人的饮食状态。

老年人由于机体功能下降，导致肢体活动能力下降，运动减少，喜静不喜动。运动少，胃肠蠕动就会减慢，从而影响老年人的饮食情况。

（2）心理因素

老年人常因为自己由为社会付出的角色转变为受社会支持、被给予帮助的角色而抑郁、烦闷、情绪不稳，从而影响食欲。

（3）疾病因素

某些疾病会影响老年人的食欲或影响老年人的饮食状态。例如，甲状腺功能亢进、糖尿病等会造成老年人食欲旺盛；胆囊疾病会造成老年人进食油腻食物后出现右上腹疼痛；而病毒性肝炎会造成老年人突然食欲减退，见了油腻食物就恶心、反胃；等等。

（4）家庭因素

老年人常常由于儿女不在身边导致生活不规律，或饮食无人监督、无人指导、无人协助，减少饮食餐数，吃一顿是一顿，从而影响老年人的饮食状态。

二、老年人健康饮食指导

护理员应根据老年人不良饮食习惯的具体表现，告知其危害与不妥的原因，并为其提出相应改善方法，老年人常见不良饮食习惯见表1-1-2。

表1-1-2 老年人常见不良饮食习惯

老年人不良饮食习惯	易造成的影响	健康指导或饮食改良建议
多食少餐	增加胃肠负担，易肥胖	少食多餐 选用优质食物
进食晚餐时间过迟	增加夜间胃肠负担 影响睡眠	
喜吃精粮	易造成肥胖、便秘，增加血管硬化的发病风险	将老年人食物做细 美化老年人饮食 丰富老年人食谱 控制脂肪、糖、盐的摄入
喜吃泡饭	易造成消化不良	
食物内容一成不变	造成营养不均衡，因缺乏某些营养素而患病	
偏食、挑食		
过食肥甘	增加心脑血管疾病发病风险，加重糖尿病病情	
嗜烟、嗜酒	增加肺部疾病、心脑血管疾病发病风险	控烟、控酒
饭后马上吃水果	易造成腹胀、胃部不适	规范吃水果时间

以下介绍生活中较为实用的改善建议。

1. 将老年人食物做细

老年人由于牙齿不好，无法完全咀嚼便吞咽下去，从而影响消化，所以食物要做细，例如肉要做成肉糜等。

2. 美化老年人饮食

老年人味觉、食欲较差，吃东西常觉得缺少滋味，且容易挑食、偏食，因此，老年人的饭菜要注意色、香、味俱全，这样可促进老年人进食自己不喜欢吃的食物，而改善饮食习惯。

3. 多餐少食

告知老年人增加进餐次数，减少每餐的饮食量，以减轻胃肠负担，并缩短空腹时间。

4. 选用优质食物

老年人体内代谢以分解代谢为主，需要较多的蛋白质来补偿组织蛋白的消耗，故应多为老年人准备鸡肉、鱼肉、兔肉、羊肉、牛肉、瘦猪肉以及豆类制品，这些食品所含蛋白质均属优质蛋白，营养丰富且易消化。

5. 丰富老年人食谱

蛋白质、脂肪、糖、维生素、矿物质和水是人体所必需的六大营养素，这些营养素广泛存在于各种食物中。为平衡吸收营养，保持身体健康，各种食物都要吃一些，如有可能，每天主副食品应保持在 10 种左右。新鲜蔬菜不仅含有丰富的维生素 C 和矿物质，还有较多的纤维素，对保护心血管和防癌、防便秘有重要作用，每天蔬菜摄入量应不少于 250 克。

6. 控制脂肪、糖、盐的摄入

老年人脂肪日摄入量应占饮食日总量的 15%，糖日摄入量应占饮食日总量的 10%，食盐每日摄入量的上限为 6 克。

7. 控烟、控酒

对老年人进行健康宣教，建议老年人控烟、控酒，并协助老年人寻找新兴趣，转移老年人注意力，适当增加老年人活动。

8. 规范吃水果时间

告知老年人在饭前 1 小时或饭后 2 小时食用水果。

■ 综合实训

1. 实训任务

王老，女性，70 岁，独居，子女都在外地。王老患有胆囊疾病，但爱吃红烧肉，几乎每星期都要吃一次红烧肉，但每次吃完都因为肚子疼而不得不到医院打杜冷丁，尽管如此，她仍坚持每星期吃一次红烧肉。请对王老的不良饮食习惯提出改善建议。

2. 操作准备

（1）护理员准备。护理员着装整洁，收集资料，了解王老的基本状况。

（2）环境准备。谈话环境整洁，通风良好，光线充足。

（3）物品准备。准备 1 支笔、1 份记录单。

3. 操作步骤

步骤 1　评估

护理员走进房间，与王老面对面坐好，进行沟通交流，了解不良饮食习惯的状况。

护理员："王老，您好，听说您爱吃红烧肉啊？"

王老："可爱吃了！红烧肉太香了！"

护理员："红烧肉是特别香。那您经常吃吗？"

王老："不经常，一星期才吃一次呢，就是吃完肚子疼。"

护理员："是吗？肚子疼那就别再吃了。"

王老："那不行，我就爱这口，不吃心里难受啊。"

护理员："那再肚子疼怎么办啊？"

王老："唉，没事，老毛病了，胆囊不好，打了针就好了，忍忍就行，不让吃就要一直难受了。"

步骤 2　分析判断

运用知识分析判断老年人不良饮食习惯的原因及会带来哪些不良后果，对老年人不良饮食习惯进行健康指导。

护理员："王老啊，红烧肉是高脂肪、高胆固醇类食物，您都 70 岁高龄了，血管都已经开始硬化了，吃这类食物多了，对健康不好。"

王老："是吗？"

护理员："对呀，并且您老人家胆囊不好，一吃肉就肚子疼，还得到医院排队、挂号、拿药、打针，这几个小时的时间里您都得忍着疼，还要在路上奔波，多麻烦啊，是不是？"

王老："也是啊，每次肚子疼去打针都是煎熬啊。"

护理员："对吧？所以经常吃红烧肉对您的健康不利，还让您再次受累、受苦。"

步骤3　提出建议

对老年人不良饮食习惯提出改善建议。

王老："其实我也不想受疼，只是就是爱吃红烧肉，一不吃我就浑身难受，我宁可受疼，也想吃啊。"

护理员："要不这样，您现在是一星期吃一次，那咱就稍改改，稍坚持坚持，10天吃一次，怎么样？这样能减少吃红烧肉的次数，减少您疼痛的次数，还能吃到，能解解馋，行不行？"

王老："好啊，没问题啊。"

步骤4　记录并报告

（1）记录老年人不良饮食习惯、原因、改善建议及老年人是否接受建议。

（2）报告家属或医护人员。

4. 注意事项

（1）尊重老年人，仅为建议，不可强迫。

（2）语言要温和，多用询问语句，尽量多讲改善饮食习惯的好处，让老年人觉得是为自己健康着想，以便取得老年人的理解和配合。

学习单元3　老年人治疗饮食落实情况检查

一、治疗饮食概述

治疗饮食是根据老年人疾病的特点，提供能满足老年人机体所需的营养。严格采用治疗饮食会帮助老年人维持机体健康，预防疾病，减少患病期间并发症的发生并加速康复。反之，如果不按照治疗饮食要求执行会增加疾病或死亡的危险性。

1. 治疗饮食的定义

治疗饮食是指在基本饮食的基础上，根据老年人病情的需要，适当调整总热量和某些营养素，是带有治疗目的的一种饮食。

2. 不同病症适宜的治疗饮食

根据病情的需要，不同病症有相应适宜的治疗饮食，老年人常见病症的治疗饮食见表 1-1-3。

表 1-1-3 老年人常见病症的治疗饮食

老年人常见病症	治疗饮食
高血压	低热量饮食
冠心病	低盐饮食 低脂饮食 低胆固醇饮食 高纤维素饮食
脑卒中	低盐饮食 低脂饮食 低胆固醇饮食 高蛋白饮食 高纤维素饮食
糖尿病	低糖饮食 低热量饮食 低脂饮食 低胆固醇饮食 低盐饮食 高纤维素饮食
便秘	高纤维素饮食
肾病综合征	高蛋白饮食
尿毒症	低蛋白饮食
肝硬化腹水	低盐饮食

续表

老年人常见病症	治疗饮食
全身水肿较重	无盐低钠饮食
消化系统疾病 （胃溃疡、十二指肠溃疡、腹泻等）	少渣饮食 高热量饮食

二、老年人治疗饮食落实的检查内容

为保证老年人能够正确食用治疗饮食，护理员需检查老年人治疗饮食的落实情况，检查内容如下。

1. 检查老年人是否按时食用治疗饮食

询问老年人是何时食用的治疗饮食，核对与医嘱规定的食用时间是否一致。

2. 检查老年人是否按要求食用治疗饮食

询问老年人食用的治疗饮食都包含了哪些食物，是否与规定的食物内容相一致，即检查老年人食用治疗饮食的依从性。完全执行即完全依从，自行增量或减量、更改频次即部分依从，坚决不执行医嘱者为完全不依从。

3. 检查老年人食用治疗饮食后的效果

询问老年人食用治疗饮食后有无不适、病情症状是否有所缓解等。

4. 检查结果记录

将询问、检查的结果记录下来（见表1-1-4），包括老年人的病症、老年人现执行的治疗饮食、规定的食用时间、治疗饮食食物的名称、老年人执行的依从性及老年人擅自更改饮食的内容（时间、食物等），报告家属或医护人员。

表1-1-4　检查老年人治疗饮食落实情况

病症名称	治疗饮食	食用时间	食物名称	依从性	更改内容

综合实训

1. 实训任务

徐老,男性,73岁。徐老有高血压病病史20年,糖尿病病史10年,长期便秘,医嘱为低盐、低脂、高纤维素饮食。近日徐老血压控制在160~180/90~110毫米汞柱之间,血糖控制在13.6~20.5毫摩尔/升之间。请检查徐老治疗饮食的落实情况。

2. 操作准备

(1)护理员准备。护理员着装整洁,收集资料,了解徐老的基本状况。

(2)环境准备。居室环境整洁,光线充足、柔和。

(3)物品准备。准备1支笔、1份记录单。

3. 操作步骤

步骤1 沟通交流

护理员走进房间,与徐老面对面坐好,进行沟通交流,了解其身体、心理情况。

护理员:"刘老,您好!最近感觉怎么样?胃口和睡眠好吗?"

徐老:"挺好的,都特别好!"

护理员:"最近精神看着不错。"

徐老:"还行,就是有时候觉着累。"

护理员:"是吗?那在适当活动锻炼之外还要注意休息啊!"

徐老:"好的!"

步骤2 询问饮食情况

询问老年人是否按时、按要求食用治疗饮食。

护理员:"最近都什么时候吃饭啊?"

徐老:"一天吃好几顿呢,早上、中午、傍晚和晚上常规的加餐外,我自己每天下午还加次餐呢。"

护理员:"这几顿饭都吃的什么呀?"

徐老:"都是发给我的东西,今天早上是高粱面窝头、芹菜、鸡蛋和玉米渣粥,中午是米饭,我不想吃发的菜,我就让我闺女给我做了猪肉炖粉条,可好吃了,我吃了好多,下午我自己吃了两块蛋糕,傍晚还是玉米渣粥、竹笋、高粱面窝头,晚上睡前喝了杯热牛奶。前几天每天下午我都要吃个蛋糕或者面包之类的,这是我闺女给我带的。"

步骤3　分析判断

分析老年人食用治疗饮食的时间和内容，与医嘱规定有何差异。分析徐老情况：徐老除了早餐和晚餐、睡前加餐按规定食用了低盐、低脂、高纤维素饮食外，中午和下午自行食用了治疗饮食之外的食物，并且与治疗饮食的规定相违背，进食了高脂肪、高糖、低纤维素的食物，属于部分依从。

步骤4　询问效果

询问老年人，分析老年人主诉，检查老年人食用治疗饮食后的效果。

护理员："最近排便好吗？"

徐老："不怎么好，还是5~6天排一次。"

护理员："有别的不舒服吗？"

徐老："没啥特别的，就是有时候觉着脑袋疼，哎，血压高呗。"

通过询问徐老血压、血糖波动范围可以得出徐老血压、血糖控制不好，仍便秘，治疗饮食食用效果差。

步骤5　记录并报告

（1）记录老年人治疗饮食的食用时间、内容，以及老年人的身体状况。

（2）报告家属或医护人员。

护理员："徐老，猪肉炖粉条是高脂的食物，并且粉条、蛋糕中淀粉多，会让您血糖升高，您有高血压和糖尿病，您总吃这些东西会影响您的健康的，您看您最近血压、血糖调节不太好，并且便秘也没有得到改善，是不是？"

徐老："这倒是啊！"

护理员："咱为了健康还是别吃别的东西了，还是吃医生让您吃的东西吧！"

徐老："原来吃的那些我都吃烦了，并且也不怎么好吃。"

护理员："这样吧，我把您的情况都记下来了，我跟医生汇报下，看能不能调整一下饮食，但是您最好还是先别吃不让吃的东西，一切为了健康嘛。"

徐老："好的！"

4. 注意事项

（1）语言亲切，态度和蔼。使用开放式的问询方式。

（2）建议老年人严格执行治疗饮食规范，同时建议改善治疗饮食的口味。

（3）做好相关记录并及时报告。

学习单元4 老年人呕吐物识别、记录及呕吐应对措施

一、老年人呕吐概述及常见原因

1. 老年人呕吐概述

呕吐是机体的一种防御性反射活动，机体可将有刺激性的物质通过呕吐排出体外，但剧烈的频繁呕吐可导致大量消化液丢失，甚至引发人体水分、电解质及酸碱的紊乱，严重的甚至会损害老年人健康。护理员应掌握呕吐观察的要点，针对老年人个体差异，给予及时周到的照护。

2. 老年人呕吐的常见原因

（1）饮食不当

见于暴饮暴食、酗酒、过量食用辛辣食物等，呕吐物多为胃内容物。

（2）神经性呕吐

老年人出现精神紧张、焦虑、失眠等，引起大脑皮层的功能失调，从而兴奋传至延髓的呕吐中枢，出现恶心、呕吐。神经性呕吐多发生在进餐时或餐后不久。

（3）既往患有胃肠道疾病

溃疡病、胃炎患者呕吐后不适症状可减轻，胰腺炎、胆道疾病患者发生反复呕吐后腹痛常不能缓解。

（4）急性心肌梗死发作

急性心肌梗死发作时，除胸痛、胸闷、出汗外，常伴有恶心、呕吐；脑血管意外、高血压急症、糖尿病酮症、酸中毒等也可引起呕吐。

（5）药物引发呕吐

老年人由于患某种疾病，常需服用某些药物，尤其长期服用时，可引起胃肠反应发生呕吐，如阿司匹林、消炎痛、地高辛、复方新诺明、红霉素等。

二、呕吐物异常的识别与记录

1. 呕吐物的识别

当老年人发生呕吐时，护理员应识别呕吐物的性状、颜色、气味，为判断呕吐原因提供依据，呕吐物的状态及常见原因见表1-1-5。

表1-1-5 呕吐物的状态及常见原因

呕吐物的状态			提示意义
性状	颜色	气味	
胃内容物及胃液，可伴有黏液	食物的颜色	酸腐气味	消化不良 幽门梗阻
胃内容物及胃液，多含胆汁	黄绿色	苦	肠腔梗阻
粪便性呕吐物	黑褐色	臭味	低位肠梗阻
血性呕吐物	鲜红色	血腥味	上消化道动脉出血
	紫褐色		静脉出血
	咖啡色		胃内有陈旧性出血

2. 老年人呕吐记录内容

记录老年人呕吐的时间，呕吐物的性质、颜色、气味、进食、进水、用药治疗情况等。

三、呕吐物异常识别及应对操作

步骤1 工作准备

（1）护理员准备。护理员熟练掌握观察、记录呕吐物的方法，以及应对老年人呕吐的措施。

（2）物品准备。准备盛装呕吐物的容器、标本盒，以及记录单、笔。

步骤2　评估观察

（1）护理员立即为老年人取合适体位。

（2）保持老年人呼吸道通畅。

（3）评估呕吐物的性质、颜色、气味、量。

（4）安慰老年人。

步骤3　安置老年人

（1）老年人停止呕吐后，及时擦净口角痕迹，并漱口以清洗口腔。

（2）取舒适体位。

步骤4　留取标本

护理员戴手套取适量呕吐物放入标本盒内，以便送检。

步骤5　记录报告

（1）记录老年人呕吐的时间，呕吐物的性质、颜色、气味。

（2）询问老年人进食、进水、用药治疗情况等并记录。

（3）将记录内容报告给家属或医护人员。

步骤6　整理用物

及时处理污物，必要时更换衣物、床单，擦洗地面等，并开窗通风。

四、呕吐物异常识别及应对操作注意事项

1. 保持呼吸道通畅

（1）可活动的老年人取坐位或站立位，嘱其低头、张口，保证呕吐物顺利吐出。

（2）卧床老年人头偏向一侧，防止呕吐物误吸。

2. 做好心理安慰。

课程 1-2 排泄照料

学习内容

学习单元	课程内容	培训建议	课堂学时
（1）老年人排尿异常识别	1）老年人排泄异常概述 2）常见排尿异常原因及表现 3）排尿异常分析方法 4）识别排尿异常原因操作 5）识别排尿异常原因操作注意事项	（1）方法：讲授法、演示法、实训（练习）法 （2）重点与难点：老年人常见排尿异常的表现及原因	4
（2）老年人排便异常识别	1）常见排便异常原因及表现 2）老年人排便异常分析方法 3）识别排便异常原因操作 4）识别排便异常原因操作注意事项	（1）方法：讲授法、演示、实训（练习）法 （2）重点与难点：老年人常见排便异常的表现及原因	4

■ 学习单元 1　老年人排尿异常识别

一、老年人排泄异常概述

排泄是将体内的废物排出体外的过程，通常包括排便和排尿，正常的排泄能够保证老年人维持健康。由于身体状况、疾病等因素，老年人常常会出现排泄异常。

1. 排泄的定义

排泄是人体将新陈代谢中的最终产物排出体外的生理过程。

2. 影响老年人排尿的因素

影响老年人排尿的因素很多，以下介绍一些常见的因素。

（1）生理因素

男性老年人常因前列腺增生的问题而出现尿频，女性老年人常因括约肌松弛而出现尿失禁。

（2）心理因素

当老年人过度焦虑或紧张时，有时会出现尿频、尿急，有时也会抑制排尿而出现尿潴留。

（3）个人习惯

排尿的姿势是否舒适、时间是否充裕，以及环境是否合适也会影响老年人的排尿。

（4）液体和饮食的摄入

液体摄入量直接影响尿量，摄入液体多，尿量就多。摄入液体种类也影响排尿，如咖啡、茶、酒类饮料可以增加排尿量，摄入含水量多的水果、蔬菜可增加液体摄入量而使尿量增多，摄入盐多则会使尿量减少。

（5）气候变化

夏季炎热，身体出汗量大，体内水分减少，可引起尿量减少；而冬季寒冷，排汗减少，体内水分相对增加，可使尿量增加。

（6）疾病

神经系统的疾病常引起尿失禁，肾脏疾病常引起少尿或无尿，泌尿系统肿瘤、结石或狭窄可导致排尿障碍而出现尿潴留，泌尿系统感染常引起尿频、尿急。

3. 影响老年人排便的因素

（1）生理因素

随着机体的衰老，老年人腹壁肌肉张力下降，胃肠蠕动减慢，易发生便秘。而老年人肛门括约肌松弛导致肠道控制能力下降，就会出现便失禁。

（2）心理因素

精神抑郁，身体活动减少，肠蠕动减少，易造成便秘。情绪紧张、焦虑，可增加肠蠕动而致吸收不良、腹泻的发生。

（3）食物与液体摄入

富含纤维素的食物可提供必要的粪便容积，加速食糜通过肠道的时间，减少水分在大肠内的再吸收，使大便柔软而能轻易排出。若摄食量过少、食物中缺少纤维素或水分不足时，可导致粪便变硬、排便减少而发生便秘。

（4）活动

老年人由于活动力下降而活动减少，卧床较多，可导致肠道蠕动减慢，进而排便困难。

（5）个人排泄习惯

老年人常会有自己固定的排便时间，使用某种固定的便具等，当这些生活习惯由于某些原因而无法维持时，可能影响正常排便。

（6）疾病

肠道疾病或其他系统疾病均可影响正常排便。

（7）药物

缓泻药可促使排便，若服用药物剂量过大，则会导致腹泻。帕金森病老年人常服用多巴丝肼片，该药易导致便秘。

二、常见排尿异常原因及表现

1. 老年人排尿异常类型

老年人常见的排尿异常包括多尿、少尿、膀胱刺激征、尿失禁、尿潴留等。

2. 导致老年人排尿异常的常见原因

老年人常见排尿异常的原因及表现见表 1-2-1。

表 1-2-1　老年人常见排尿异常的原因及表现

排尿异常	表现	原因
多尿	一天内尿量超过 2 500 毫升	饮水过多 糖尿病 尿崩症 肾功能衰竭

续表

排尿异常	表现	原因
少尿	一天内尿量少于 400 毫升	发热 摄入水分过少 休克 脏器衰竭
膀胱刺激征	尿频、尿急、尿痛，或有血尿	膀胱、尿道感染 泌尿系统肿瘤
尿失禁	尿液不自主流出	括约肌松弛 疾病（脊髓损伤等）
尿潴留	大量尿液存留在膀胱内而不能排出	前列腺肥大 肿瘤 排尿功能障碍

三、排尿异常分析方法

护理员可以通过以下方法分析老年人排尿异常原因，从而及早发现问题，及早解决。

1. 了解老年人既往病史、身体状况

老年人既往是否患有泌尿系统疾病，如前列腺肥大、肿瘤等，造成排尿状况改变。

2. 观察老年人进水、进食情况

体内缺水，老年人口渴感觉功能下降，在体内缺水时也不感到口渴，这使得老年人体内水分减少，尿量减少。

3. 了解老年人用药情况

老年人患心脑血管疾病需要长期服药治疗时，其中一些抗高血压药物、利尿药等都可引起尿量改变。

4. 了解老年人心理、精神情况

精神紧张可导致神经调节功能紊乱，进而导致排尿的频次、量等改变。

5. 了解老年人的卫生习惯

个人卫生不洁可能造成老年人泌尿系统感染。

四、识别排尿异常原因操作

步骤1　工作准备

（1）护理员准备。护理员着装整洁，洗净双手。

（2）安置老年人。协助老年人平卧床上，盖好被子。

（3）环境准备。谈话环境安静、整洁。

（4）物品准备。准备记录单、笔。

步骤2　评估

（1）护理员与老年人沟通，解释谈话目的。

（2）评估老年人精神、心理状况，了解老年人排尿异常的表现。

（3）详细询问老年人进水、进食、用药情况以及既往病史。

步骤3　分析判断

根据老年人的表现及疾病情况，初步判断老年人排尿异常的原因。

步骤4　记录并报告

（1）详细记录老年人的精神状态、排尿异常的表现、可能的原因等。

（2）及时报告家属或医护人员。

五、识别排尿异常原因操作注意事项

1. 态度认真，语言亲切。
2. 安慰老年人，勿让其担心、焦虑。

学习单元 2　老年人排便异常识别

一、常见排便异常原因及表现

1. 老年人排便异常类型

老年人常见的排便异常包括便秘、粪便嵌塞、腹泻、大便失禁、肠胀气等。

2. 导致老年人排便异常的常见原因

老年人常见排便异常的原因及表现见表 1-2-2。

表 1-2-2　老年人常见排便异常的原因及表现

排便异常	表现	原因
便秘	排便次数减少，粪便干硬，排便不畅、困难	活动减少 摄入水量不足 摄入膳食纤维少 药物副作用（抗帕金森药、钙质补充品、利尿剂、镇静剂等） 肛门、直肠疾患（直肠炎、肛裂、痔疮等）
大便失禁	不自主地排出粪便	老年人括约肌松弛 精神障碍、情绪失调 神经肌肉系统病变或损伤（如瘫痪等）
腹泻	排便次数增多，粪便松散或呈液体样，腹痛，有急于排便的需要和难以控制的感觉	受凉 饮食不当 使用泻剂不当 情绪紧张焦虑 胃肠道疾患

续表

排便异常	表现	原因
粪便嵌塞	老年人有排便的冲动,腹部胀痛,直肠肛门疼痛,肛门处有少量液化的粪便渗出,但不能排出粪便	便秘未及时治疗
肠胀气	腹部膨隆,腹胀,痉挛性疼痛,呃逆,或肛门排气过多	食入产气性食物过多 肠蠕动减少 肠道梗阻

二、排便异常分析方法

护理员可以通过以下方法分析老年人排便异常,从而及早发现问题,及早解决。

1. 了解老年人既往病史、身体状况及活动能力

老年人既往是否患有肠道系统疾病,是否受凉,秋冬季节尤其易引起腹泻。老年人如果活动量少,腹肌无力,胃肠蠕动缓慢,容易发生便秘。

2. 观察老年人进水、进食情况

体内缺水,老年人口渴感觉功能下降,在体内缺水时也不感到口渴,这使得老年人肠道中水分减少,导致大便干燥。饮食中缺少纤维素含量高的食物,如粗粮、水果等,会导致大肠内水分减少和菌群失调,引起便秘。

3. 了解老年人用药情况

老年人患心脑血管或精神疾病需要长期服药治疗时,其中一些抗高血压药物、利尿药、镇静剂等都可引起便秘。

4. 了解老年人心理、精神情况

精神紧张、心情抑郁的老年人多数易发生便秘。某些慢性病,如甲状腺功能低下、心理障碍等均可导致神经调节功能紊乱,进而出现便秘症状。

5. 了解老年人的卫生习惯

饮食不洁可能造成老年人感染性腹泻。

三、识别排便异常原因操作

步骤1　工作准备

（1）护理员准备。护理员着装整洁，洗净双手。

（2）安置老年人。协助老年人平卧床上，盖好被子。

（3）环境准备。谈话环境安静、整洁。

（4）物品准备。准备记录单、笔。

步骤2　评估

（1）护理员与老年人沟通，解释谈话目的。

（2）评估老年人精神、心理状况，了解老年人排便异常的表现。

（3）详细询问老年人进水、进食、用药情况以及既往病史，了解有无受凉、饮食不洁的情况。

步骤3　分析判断

根据老年人的表现及疾病情况，初步判断老年人排便异常的原因。

步骤4　记录并报告

（1）详细记录老年人的精神状态、排便异常的表现、可能的原因等。

（2）及时报告家属或医护人员。

四、识别排便异常原因操作注意事项

1. 态度认真，语言亲切。
2. 安慰老年人，让其勿担心、焦虑。

模块 2 基础护理

- ✓ 课程 2-1　消毒防护
- ✓ 课程 2-2　应急救护

课程设置

课程	学习单元	课堂学时
2-1 消毒防护	（1）紫外线灯的消毒及防护	2
	（2）配制消毒液消毒老年人房间	4
2-2 应急救护	（1）老年人外伤初步止血应急处理	8
	（2）老年人烫伤应对	4
	（3）老年人跌倒后的初步处理	4
	（4）配合医护人员对骨折老年人的应急处理	4
	（5）老年人误吸、窒息、跌倒的应急处理	4
	（6）心脏骤停老年人的应对	8
	（7）为老年人实施氧气吸入	4

课程 2-1 消毒防护

学习内容

学习单元	课程内容	培训建议	课堂学时
（1）紫外线灯的消毒及防护	1）紫外线灯概述 2）紫外线灯使用操作方法 3）紫外线灯强度测定方法 4）紫外线灯维护方法	（1）方法：讲授法、演示法 （2）重点：紫外线灯的使用及维护	2
（2）配制消毒液消毒老年人房间	1）消毒液概述 2）常用消毒液的配置及浓度测定方法 3）消毒液消毒房间的方法（空气、物品表面、生活用品）	（1）方法：讲授法、演示法 （2）重点与难点：消毒液的配制	4

学习单元 1　使用紫外线灯消毒老年人房间

紫外线消毒法是一种居室中普遍使用的消毒方法，具有使用方便、消毒效果明显、经济、实用等特点。居室内紫外线消毒常使用紫外线灯。

一、紫外线灯概述

紫外线属于波长为 10～400 纳米的电磁波，根据波长可分为长波紫外线（UVA）、中波紫外线（UVB）、短波紫外线（UVC）等。消毒使用的是短波紫外线，其波长范围为 200～280 纳米，杀菌作用最强的紫外线波长为 253.7 纳米。

1. 紫外线灯的工作原理

紫外线灯管是人工制造的低压汞石英灯管，通电后，汞气化放电产生波长为 253.7 纳米的紫外线。紫外线可杀灭多种微生物，包括杆菌、病毒、真菌、细菌繁殖体、芽孢等。其主要杀菌机制为：

（1）作用于微生物的 DNA，使菌体 DNA 失去转换能力而死亡。

（2）破坏菌体蛋白质中的氨基酸，使菌体蛋白光解变性。

（3）降低菌体内氧化酶的活性。

（4）使空气中的氧电离产生具有极强杀菌作用的臭氧。

由于紫外线辐照能量低，穿透力弱，因此主要适用于空气、物品表面和液体的消毒。

2. 紫外线灯的使用范围

紫外线灯适用于卧室消毒。它可以通过紫外线照射对被褥、枕巾、卧具以及室内空气进行消毒，特别是老年人的居室，杀菌效果极其显著。另外，同样可以对长期得不到日照的客厅、厨房、卫生间等进行定时消毒。

3. 紫外线灯设备

家用紫外线灯包括吸顶紫外线灯、紫外线车（见图 2-1-1）、台灯式紫外线灯（见图 2-1-2）等。

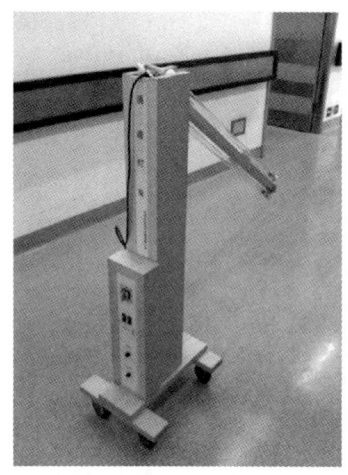

图 2-1-1　紫外线车

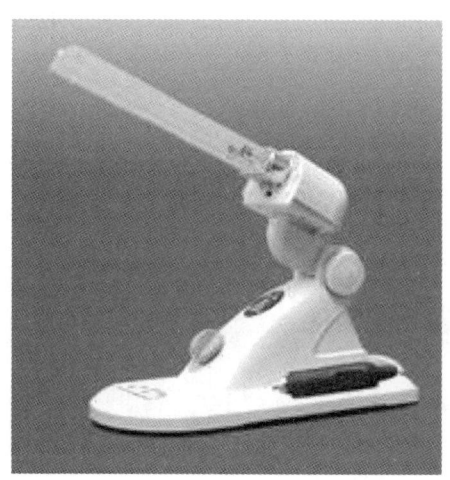

图 2-1-2　台灯式紫外线灯

二、紫外线灯的使用原则和紫外线灯/车的使用方法

1. 紫外线灯的使用原则

（1）紫外线灯消毒范围及消毒时间

紫外线灯常用于室内空气消毒，一般要求每 10 平方米房间安装 30 瓦紫外线灯管一支，照射距离不超过 2 米，消毒时间为 30~60 分钟。

（2）消毒条件

紫外线灯消毒的适宜温度为 20~40 摄氏度，适宜湿度为 40%~60%。

（3）消毒计时时间

紫外线灯的消毒时间须从灯亮 5~7 分钟后开始计时；关灯后，如需再开启，应间歇 3~4 分钟。

（4）加强防护

紫外线对人的眼睛和皮肤有刺激作用，直接照射 30 秒就可引起眼炎或皮炎，照射过程中产生的臭氧对人体亦不利，故紫外线灯不可作为照明设备使用。使用紫外线灯进行消毒时,老年人应离开房间。老年人不能移出房间者,紫外线灯应距离老年人至少 2 米,并将其身体遮盖住,特别是头部需要使用支架,支架外覆盖稍厚的棉布遮挡头面部。另外,老年人也不能接受垂直紫外线照射。照射完毕后应开窗通风,通风 30 分钟后,才可请老年人进入居室。

2. 紫外线灯/车的使用方法

(1) 工作准备

1) 护理员准备。洗手(或使用消毒剂)、戴口罩,向老年人讲解紫外线灯消毒的方法和注意事项,做好告知工作。

2) 物品准备。备好屏风、固定的墙壁紫外线灯或移动的紫外线灯/车、紫外线灯/车使用登记本、大单或毛毡。

3) 老年人准备。能活动的老年人需在护理员的陪伴下离开房间(搀扶或用轮椅推出),以避开紫外线,安置在一个安全、温暖的地方,并有人看护,防止其走失或摔倒。活动不便的,应给予屏风挡护,并以大单盖护身体及皮肤,头部要用支架,支架外覆盖稍厚的棉布遮挡头面部,嘱其闭上眼睛或用眼罩。

4) 环境准备。室内整洁,肉眼不可见灰尘和污垢,关闭门窗,关闭日光灯。

(2) 操作步骤

步骤 1　携用物至床旁

将紫外线灯/车携至床旁,距床至少 2 米,远离老年人头部(注意紫外线灯要距离地面两米才能起到消毒作用,30 瓦的紫外线灯管可以消毒 15 平方米的房间),将房间内的杯子、餐盒盖好盖子。

步骤 2　连接电源

检查紫外线灯/车,确保其处于备用状态,连接电源,再次确认老年人的保护情况。

步骤 3　打开开关消毒

将紫外线灯/车的开关打开,照射时间为 30~60 分钟,对房间进行消毒。紫外线灯/车打开的过程中,护理员要定时巡视病房情况,确保老年人的安全。

步骤 4　开窗通风

照射工作完成后,关闭紫外线灯/车的开关,断开电源。拉开窗帘,打开门窗。(卧床老年人:拿去保护老年人所用的大单或毡子。能活动的老年人:查看老年人情况,开窗通风 30 分钟后请室外老年人回房间。)

步骤 5　整理用物

将紫外线灯/车移走，放回原处，用清洁的棉布擦拭。

步骤 6　记录登记

洗手，在紫外线灯/车使用登记本上登记并签字。

三、紫外线灯的强度测定方法

1. 日常监测

紫外线灯的强度可通过使用时长记录来测定，包括灯管启用时间、每次照射时间、累计照射时间、使用人姓名、灯管擦灰时间、操作人签名等，若使用时间超过 1 000 小时，需更换灯管。紫外线灯使用小时数登记表（示例）见表 2-1-1。

表 2-1-1　紫外线灯使用小时数登记表（示例）

紫外线灯使用小时数登记表		
日期	使用小时数	操作者

2. 照射强度监测

将紫外线强度计置于所测紫外线灯管的正中垂直 1 米处，开灯照射 5 分钟后判断结果：普通 30 瓦新灯管辐照强度不低于 90 微瓦/平方厘米为合格，使用中的紫外线灯管辐照强度不低于 70 微瓦/平方厘米为合格。若不合格，则需更换新灯管。监测频率为每半年进行一次。

四、紫外线灯的维护方法

1. 保持灯管清洁

每周 1~2 次用无水乙醇棉球轻轻擦拭，以除去灰尘和污垢。

2. 定期检测灭菌效果

紫外线灯使用过程中由于其辐照强度逐渐降低，故应定时检测，以保证灯管辐照强度不低于 70 微瓦 / 平方厘米。检测后应记录监测时间、监测结果及监测人签名。

学习单元 2　配制消毒液消毒老年人房间

消毒液是一种具有消毒作用的液体，是由水和消毒剂混合配制而成的溶液，具有抑制细菌生长、繁殖的作用，广泛适用于皮肤、黏膜、排泄物、周围环境、塑料制品等的消毒。

一、消毒液消毒的原理

消毒液使菌体蛋白凝固变性，酶蛋白失去活性，抑制细菌代谢和生长，或破坏细菌细胞膜的结构，改变其通透性，使细胞破裂、溶解，达到消毒灭菌的作用。

二、常用消毒液的适用范围、浓度及配制方法

1. 含氯消毒液

（1）适用范围

适用于餐（茶）具、家具、环境等的消毒。

（2）浓度

物品消毒常用浓度为 0.05%（即 1 000 毫升水中含 500 毫克有效氯），排泄物消毒常用浓度为 0.1%（即 1 000 毫升水中含有 1 克有效氯），隔离消毒常用浓度为 0.2%（即 1 000 毫升水中含有 2 克有效氯）。

（3）配制方法

0.05% 含氯消毒液：首先用量杯将 1 000 毫升自来水放入塑料容器内，然后再放

入1片含氯消毒片（每片含500毫克有效氯），之后混匀待用（或1 000毫升水中放入11毫升浓度为5%的含氯消毒剂原液）。

0.1%含氯消毒液：即1 000毫升水中加入2片含氯消毒片（每片含500毫克有效氯），之后混匀待用（或1 000毫升水中放入20毫升浓度为5%的含氯消毒剂原液）。

0.2%含氯消毒液：即1 000毫升水中加入4片含氯消毒片（每片含500毫克有效氯），之后混匀待用（或1 000毫升水中加入40毫升浓度为5%的含氯消毒剂原液）。

2. 过氧乙酸消毒液

（1）适用范围

过氧乙酸消毒液适用于耐腐蚀物品、环境等的消毒灭菌。

（2）浓度

浓度为0.2%~1%的过氧乙酸消毒液用于浸泡物品，浓度为0.2%~2%的过氧乙酸消毒液用于环境喷洒。

（3）配制方法

首先用量杯将1 000毫升自来水放入塑料容器内，然后放入33毫升浓度为16%的过氧乙酸原液，即配制成浓度为0.5%的过氧乙酸消毒液，之后混匀待用。

3. 量杯的使用

将量杯（见图2-1-3）放在水平的台面上，操作者双眼视线与量杯刻度线平齐，将液体缓慢注入量杯，当液面与所需刻度线平齐后即停止注入。

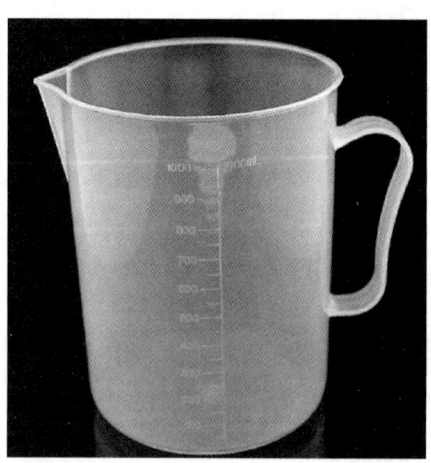

图2-1-3 量杯

三、消毒液消毒房间的方法

1. 空气消毒

将合适的消毒液（如过氧化氢溶液）倒入气溶胶喷雾器内，关闭门窗，护理员需戴帽子、口罩及护目镜，连接电源，打开气溶胶喷雾器开关，按照从内到外、从上到下的顺序进行喷雾消毒，喷雾结束后，关闭房门30分钟后开窗通风30分钟。

2. 家具表面擦拭

选用干净的小毛巾，浸泡在0.05%含氯消毒液中，然后拧干，直接擦拭家具表面。不耐腐蚀的金属表面可采用75%乙醇溶液擦拭，多孔材料表面可采用0.1%含氯消毒液喷雾。

3. 用物浸泡

戴好手套，将被消毒的物品洗净，特别注意轴节部位要清洗干净，擦干后将待消毒物品浸没在消毒液内，注意打开物品的轴节或盖套，管腔内要灌满消毒液。浸泡时间30分钟。

4. 地面消毒

先将墩布涮洗干净、控干，然后浸入0.05%含氯消毒液中，控干后拖地，耐腐蚀地面可用0.1%过氧乙酸消毒液拖地或0.2%~0.4%过氧乙酸消毒液喷洒。

5. 操作要求

（1）消毒地面前，应安置老年人于床上或沙发上，并嘱其勿走动，防滑倒。

（2）在配制消毒液之前，备好所需塑料容器、含氯消毒片（液）、手套、口罩、量杯等。

（3）由于浓消毒液有刺激性和腐蚀性，所以配制时须戴好口罩、橡胶手套。

（4）消毒液对金属有腐蚀作用，对织物有漂白作用，故不宜用于金属制品、有色衣服及油漆家具的消毒。

（5）为保证消毒液的消毒效果，消毒液尽量现用现配，保存于密闭容器内，置于阴凉、干燥、通风处。

6. 操作步骤

步骤1　工作准备

1）护理员准备。衣帽整洁，修剪指甲，洗手，戴口罩，按要求着装。

2）物品准备。配制好的消毒液、脸盆、抹布、墩布等。

3）老年人准备。能活动的老年人需在护理员的陪伴下离开房间（搀扶或用轮椅推出），安置在一个安全、温暖的地方，并有人看护，防止其走失或摔倒。活动不便的，为其戴口罩，并嘱其闭上眼睛或用眼罩。

4）环境准备。环境应清洁宽敞、干燥平坦，停止清扫工作，减少走动，避免尘埃飞扬。

步骤2　监测消毒液

用试纸监测消毒液的浓度是否符合标准。

步骤3　携用物至床旁

携用物至老年人床旁，关闭门窗。

步骤4　浸泡物品

向脸盆内倒入适量配制好的消毒液，将需浸泡消毒的物品，如餐（茶）具、老年人使用的物品（金属、有色针织禁用）等。

步骤5　擦拭物品

用抹布蘸取桶内消毒液对家具、墙面、窗台进行擦拭。

步骤6　消毒地面

用墩布蘸取桶内消毒液拖地。

步骤7　空气采样

检查培养皿是否在有效期内，空气消毒1小时，然后将培养皿按要求放在固定位置，其间，任何人不能走动，5分钟后将培养皿盖盖上，用无菌巾盖好。

步骤8　物品表面采样

消毒处理4小时后对物品表面进行采样。

步骤9　及时送检

将培养皿及物品表面采样及时送到检验部门进行检验。

步骤10　记录保存结果

将检测效果记录在固定本上或贴在本上，检测结果存留2年。

步骤11　整理用物

将浸泡的物品取出，用清水刷洗干净后晾干，将剩余消毒液倒入水池。

步骤12 开窗通风

开窗通风，30分钟后搀扶老年人回房间。

课程 2-2 应急救护

学习内容

学习单元	课程内容	培训建议	课堂学时
（1）老年人外伤初步止血应急处理	1）外伤及其应急处理概述 2）外伤出血止血方法 3）包扎概述与方法 4）软组织伤处理注意事项	（1）方法：讲授法、演示法、实训（练习）法 （2）难点：外伤的应急处理原则	8
（2）老年人烫伤应对	1）烫伤概述 2）识别烫伤程度的方法 3）常见烫伤处理原则及方法	（1）方法：讲授法、演示法、实训（练习）法 （2）难点：常见烫伤的处理原则	4
（3）老年人跌倒后的初步处理	1）跌倒概述 2）跌倒应急处理方法	（1）方法：讲授法、演示法、实训（练习）法 （2）难点：跌倒的应急处理原则	4
（4）配合医护人员对骨折老年人的应急处理	1）骨折概述 2）老年人骨折处理方法 3）骨折固定常用方法 4）搬运骨折老年人方法及注意事项	（1）方法：讲授法、演示法、实训（练习）法 （2）难点：老年人骨折固定常见方法、骨折老年人常见搬运方法	4
（5）老年人误吸窒息、跌倒的应急处理	1）误吸和窒息概述 2）排痰的操作方法 3）海姆立克急救法 4）老年人跌倒的概述 5）老年人跌倒的现场处理	（1）方法：讲授法、演示法、实训（练习）法 （2）难点：误吸和窒息的处理原则、跌倒的现场处理	4

续表

学习单元	课程内容	培训建议	课堂学时
（6）心脏骤停老年人的应对	1）心脏骤停概述 2）心脏骤停老年人的判断方法 ①观察意识 ②观察脉搏 ③观察呼吸 3）胸外心脏按压及人工呼吸方法 4）观察采取措施后老年人意识、脉搏、呼吸有无改善的方法	（1）方法：讲授法、演示法、实训（练习）法 （2）难点：胸外心脏按压的方法	8
（7）为老年人实施氧气吸入	1）老年人缺氧概述 2）制氧设备的概述（制氧机、氧气筒、氧气瓶、氧气管路） 3）氧气吸入概述 4）吸氧操作方法 5）氧气装置维护 6）安全用氧注意事项	（1）方法：讲授法、演示法 （2）难点：安全用氧的注意事项	4

学习单元1　老年人外伤初步止血应急处理

外伤是老年人常见意外之一，身体或物体由于外界物体的打击、碰撞或化学物质的侵蚀等造成的外部损伤，常伴有出血的表现。出血如不及时正确处理可能会造成老年人失血过多而发生休克，甚至危及生命。

一、外伤出血的概述

1. 出血的概念

出血是指血液从伤口流至组织间隙、体腔内或体外的现象。

2. 出血的种类

根据出血血管种类，可将外伤出血分为毛细血管出血、静脉出血和动脉出血。血管种类不同，其严重程度不同。

（1）毛细血管出血

血液鲜红，血液从整个伤口创面慢慢渗出，一般不易找到出血点，常可自动凝固而止血，危险性小。多见于皮肤擦伤。

（2）静脉出血

血色暗红，有小伤口，血流缓慢，从伤口持续不断流出，危险性较毛细血管出血大。常见于较浅的刀割伤或刺伤。

（3）动脉出血

血色鲜红，出血呈喷射状，出血频率与心跳、脉搏一致，血液一股股流出，出血量多、速度快，危险性大。常见于较深的刀割伤或刺伤。

二、外伤出血的止血方法

1. 直接压迫止血

直接压迫止血是一种简单有效的临时性止血方法。

（1）适用范围

适用于各种出血的初步止血。

（2）操作方法

将无菌纱布或干净手帕直接置于出血处，按压止血，如图 2-2-1 所示。

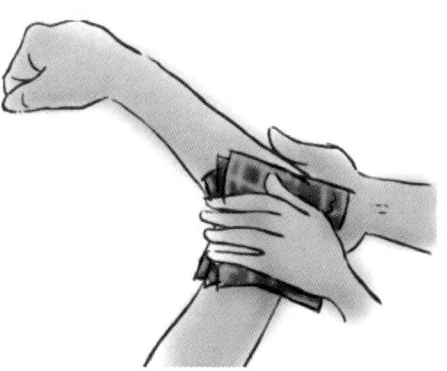

图 2-2-1 直接压迫止血

2. 加压包扎止血

（1）适用范围

加压包扎止血是急救中最常用的止血方法之一，适用于小动脉、静脉及毛细血管出血。关节脱位及伤口有碎骨存在时不用此法。

（2）操作方法

用消毒纱布或干净的手帕、毛巾、衣物等敷于伤口上，然后用三角巾或绷带缠绕数圈加压包扎，如图2-2-2所示。压力以能止住血又不影响伤肢的血液循环为适。若伤处有骨折时，须另加夹板固定。

3. 加垫屈肢止血

（1）适用范围

适用于上肢和小腿出血，在没有骨折和关节伤时可采用。

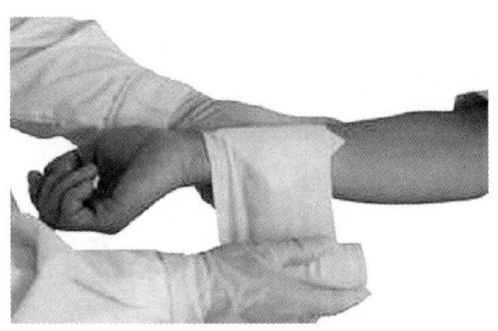

图2-2-2　加压包扎止血

（2）操作方法

用软垫垫于肘窝或腘窝（即膝盖后方），屈曲肢体，必要时可用布带将前臂与大臂捆绑（或小腿与大腿捆绑），以达到压迫血管阻断血流的目的，加垫屈肘止血如图2-2-3所示，加垫屈膝止血如图2-2-4所示。

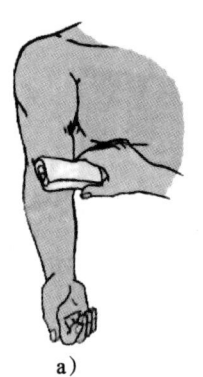 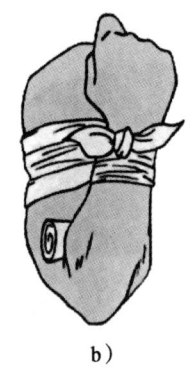 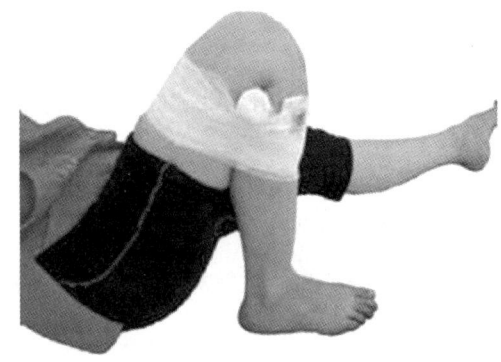

图2-2-3　加垫屈肘止血
　　a）加垫　b）屈肘

图2-2-4　加垫屈膝止血

4. 止血带止血

（1）适用范围

适用于四肢大动脉出血，使用上述方法止血无效时采用。

（2）操作方法

先将无菌纱布或干净手帕置于出血处，用止血带（橡皮带、布条、线绳等）在出血伤口近心端扎住，如图2-2-5所示，阻断血流止血。

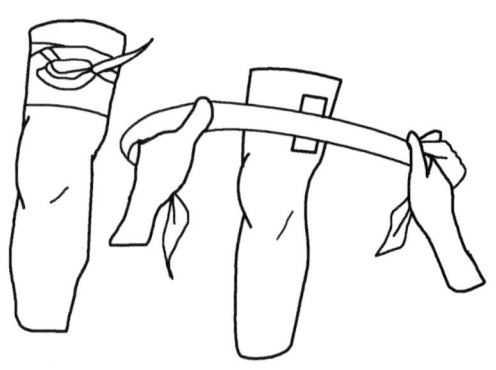

图2-2-5　止血带止血

（3）操作步骤

步骤1　评估

评估出血属于何种类型（若为大静脉或动脉出血，可直接加压包扎）。评估老年人情绪状态，并安慰老年人。

步骤2　覆盖伤口

将消毒纱布或清洁手帕置于出血处，覆盖伤口。

步骤3　加压包扎

用绷带加压包扎（若出血量少，可用创可贴缠绕固定），必要时使用止血带。

步骤4　报告

报告家属或医护人员，或拨打就医电话。

步骤5　观察记录

观察老年人皮肤颜色及伤口处有无继续出血的情况，并记录出血原因、出血类型、伤口情况、加压包扎的时间（使用止血带时需记录扎、松止血带时间），如图2-2-6所示。

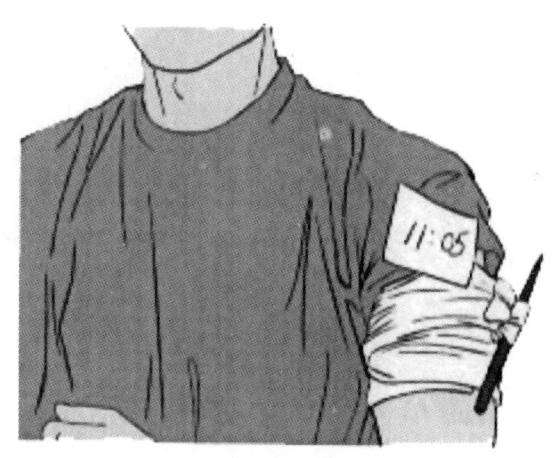

图2-2-6　记录包扎止血时间

（4）注意事项

1）伤口一定要用流动的清水冲洗。

2）毛细血管出血或伤口处出血量少时可先用清水冲洗；若为大血管出血，出血量大、速度快，应先止血，并立即就医处理。

3）止血过程中，一定要随时观察老年人伤口远端皮肤颜色及温度，一旦出现紫绀或是皮肤温度下降，应立即将止血带松开，以免发生组织坏死。

三、包扎的概述

包扎是外伤现场应急处理的重要措施之一。及时、正确的包扎，可以达到压迫止血、减少感染、保护伤口、减少疼痛，以及固定敷料和夹板等目的。

四、包扎的方法

1. 包扎材料分类

（1）绷带

绷带一般用于支持受伤的肢体和关节、固定敷料或夹板以及加压止血等，如图 2-2-7 所示。

（2）三角巾

三角巾主要用于包扎、悬吊受伤肢体，固定敷料，骨折固定等。

（3）其他临时代用品

在无绷带和三角巾的情况下，可选择日常用品代替，如干净的手帕、毛巾、衣物、腰带、领带等。

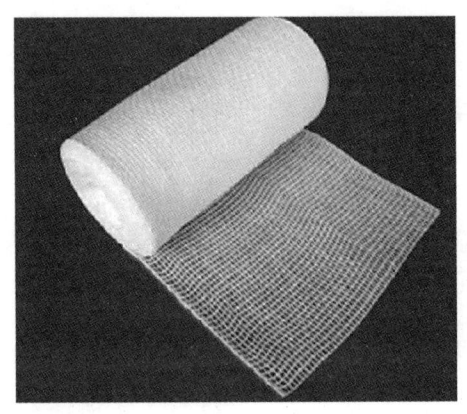

图 2-2-7 绷带

2. 包扎操作方法

（1）卷轴绷带包扎

1）环形包扎

①适用范围。环形包扎是最基本的包扎方法，多用于肢体较小或圆柱形部位，如手、足、腕、额、胸、腹等部位的包扎。

②操作方法。绷带卷向上，用一手握住，将绷带展开约 8 厘米，一手拇指将绷带头端固定在需包扎部位上，一手连续环形包扎局部，如图 2-2-8 所示，其圈数按需要而定，最后将带尾剪成两头打结固定。有条件者，可用胶布缠绕将带尾固定。

2）蛇形包扎

①适用范围。蛇形包扎适用于周径近似均等的部位需由一处迅速延伸至另一处时，

或做简单的固定，多用于夹板固定。

②操作方法。从远端开始先环形包扎两圈，再向近端成 30 度角螺旋形缠绕，每周重叠前周宽度的 2/3，末端用胶布固定，如图 2-2-9 所示。

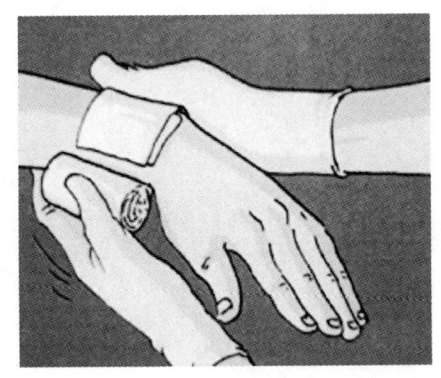

图 2-2-8　环形包扎

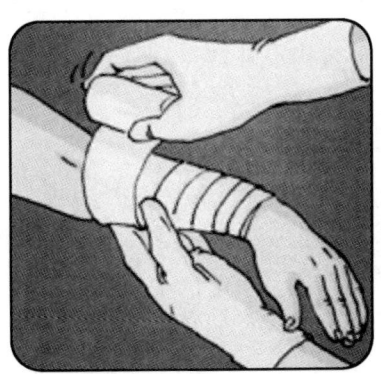

图 2-2-9　蛇形包扎

3）旋转反折包扎

①适用范围。旋转反折包扎适用于周径不相等的部位，如前臂、小腿、大腿等。

②操作方法。先做 2 周环形包扎，再做蛇形包扎，然后以一手拇指按住卷带上方正中处，另一手将卷带自该点反折向下，盖过前周宽度的 1/3 或 2/3，如图 2-2-10 所示。每一次反折须整齐排列成一直线，但绷带折返处应尽量避开患者伤口与骨隆突处。

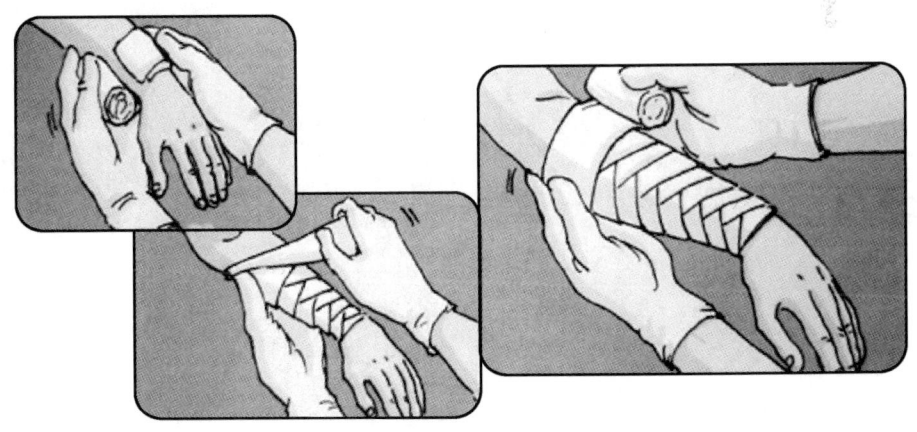

图 2-2-10　旋转反折包扎

4）"8"字形包扎

①适用范围。"8"字形包扎适用于肩、肘、腕、踝等关节部位的包扎和固定，也适用于锁骨骨折。

②操作方法。以肘关节为例,先在关节中部环形包扎2圈,绷带绕至关节上方,再经屈侧绕到关节下方,过肢体背侧绕至肢体屈侧后再绕到关节上方,如此反复,呈"8"字形连续在关节上下包扎,每圈与前一圈重叠2/3,包扎范围为关节上方10厘米至关节下方10厘米,最后在关节上方环形包扎2圈,用胶布固定。不同部位的"8"字形包扎如图2-2-11所示。

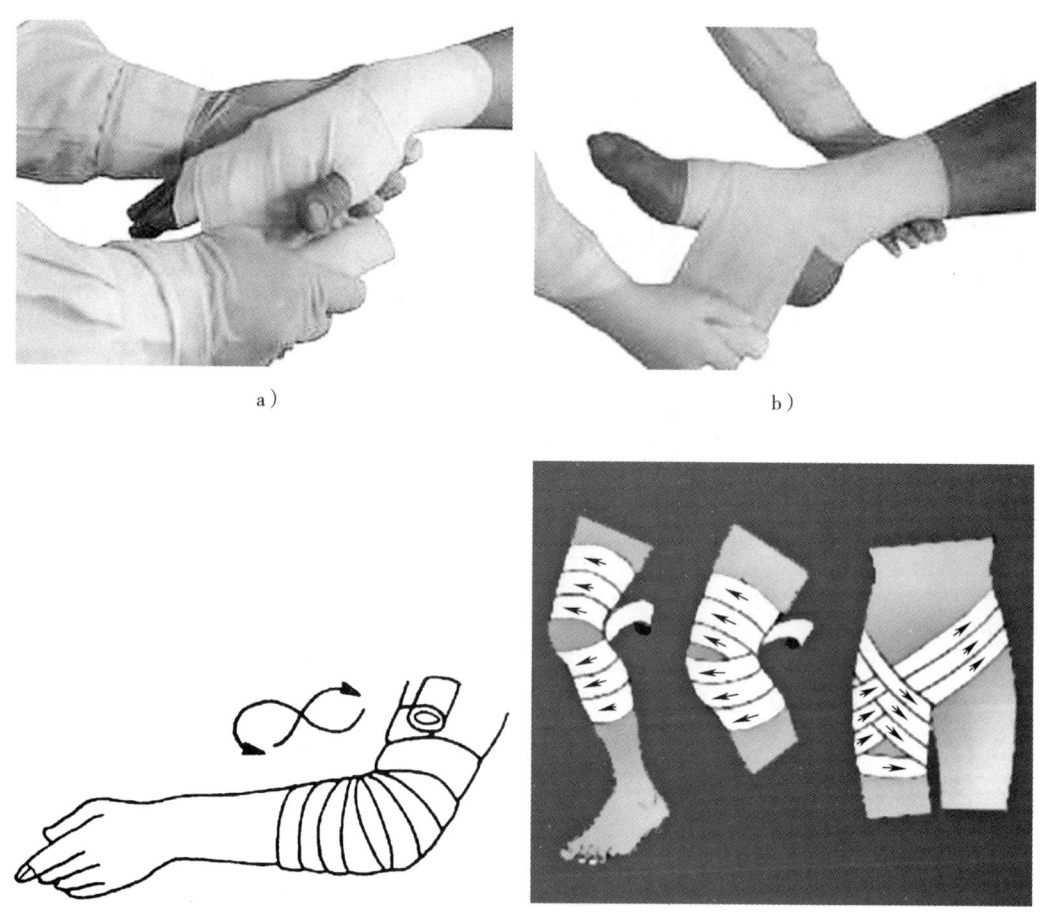

图2-2-11 不同部位的"8"字形包扎
a)腕部 b)踝部 c)肘部 d)膝部与髋部

5)手臂的悬吊

①适用范围。手臂的悬吊适用于手臂或肘部等骨折后的包扎。

②操作方法。将患肢成屈肘状放在三角巾上,然后将两个底角分别绕过颈左右两侧,在颈后打结即成,如图2-2-12所示。

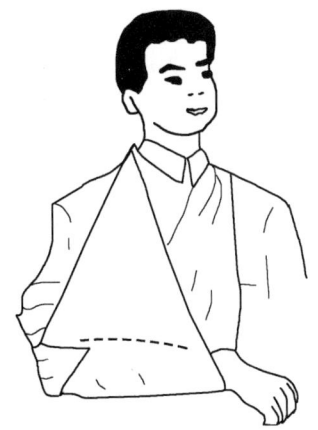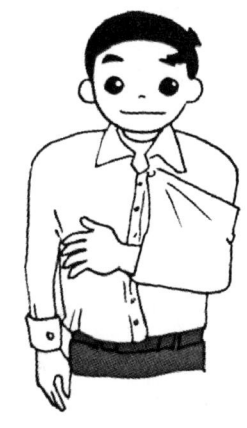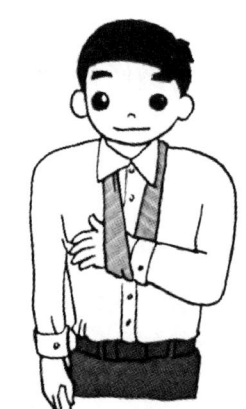

图 2-2-12　手臂的悬吊

五、软组织伤处理的注意事项

1. 老年人软组织受伤后，要马上休息受伤的部位，将老年人以舒适的体位安置在安全的环境后，不要再移动或运动受伤部位。

2. 马上使用冰敷的方式对受伤部位进行冷却处理。

3. 对软组织受伤部位进行适当的包扎，使受伤部位得到休息和保护。

4. 休息时，把软组织受伤部位抬高，尽量使受伤部位高于心脏，减少充血。

5. 48 小时以后，可以对软组织受伤部位进行按摩和局部运用活血药物涂抹治疗，或进行热敷。

学习单元 2　老年人烫伤的应对

一、烫伤的定义

烫伤是指高温液体、高温固体或高温蒸气等所致的损伤。

二、识别烫伤程度的方法

1. Ⅰ度烫伤

皮肤灼红，痛觉过敏，干燥无水泡。

2. 浅Ⅱ度烫伤

局部红肿疼痛，有大小不等的水泡。

3. 深Ⅱ度烫伤

可有水泡，痛觉迟钝，有拔毛痛。

4. Ⅲ度烫伤

无水泡，痛觉消失，无弹性，拔毛不痛，干燥如皮革样或呈腊白、焦黄色。甚至炭化成焦痂，痂下水肿。

三、常见烫伤处理原则及方法

1. 迅速脱离热源

烫伤发生后应立即迅速脱离热源，以免继续受损。

2. 各类烫伤的处理原则

（1）Ⅰ度烫伤

立即将伤处浸在凉水中，进行冷却治疗，起到降温、减轻余热损伤、减轻肿胀、止痛、防止起泡等作用，如有冰块，把冰块敷于伤处效果更佳。冷却30分钟左右就能完全止痛。随后用鸡蛋清、万花油或烫伤膏涂于烫伤部位，3~5天便可自愈。

（2）Ⅱ度烫伤

不要弄破水泡，先进行冷却治疗，并立即报告，后迅速就医。

（3）Ⅲ度烫伤

立即用清洁的被单或衣服简单包扎，避免污染和再次损伤，创伤面不要涂擦药物，保持清洁，立即报告，迅速就医。

四、烫伤的识别与应急

由热源引起的、符合烫伤皮肤表现的均应被识别、判断为烫伤。

1. 处理方法

（1）烫伤后要立即进行冷却治疗，因为5分钟内烫伤的余热还会继续损伤肌肤，过了5分钟后才将伤处浸泡在冷水中，则只能起到止痛作用，不能保证不起水泡。

（2）若烫伤部位不是手或足，不能将伤处浸泡在水中进行冷却治疗时，可将受伤部位用毛巾包好，再在毛巾上浇水，将冰块敷于伤处效果更佳。

（3）冷却治疗浸泡时间越早、水温越低，效果越好，但在此过程中要注意观察老年人皮肤，以免冻伤。

（4）若伤处水泡已破，不可浸泡，以防感染。可用无菌纱布或干净手帕包裹冰块，冷敷伤处周围，以减轻疼痛，并立即报告，及时就医。

2. 操作步骤

步骤1　迅速脱离热源
迅速脱离热源，有衣物者，切勿脱去衣物。

步骤2　冷却治疗
用毛巾包裹冰块冰敷伤处，或用冷水冲洗、浸泡。

步骤3　涂皮肤保护剂
如果是Ⅰ度烫伤，皮肤无破损，可在红肿处涂鸡蛋清或烫伤膏等。

步骤4　报告
报告医护人员或家属，或拨打急救电话。

步骤5　记录
记录烫伤的原因、伤处的面积、程度及处理过程。

3. 注意事项

（1）若穿着衣服或鞋袜的部位被烫伤，千万不要急忙脱去被烫部位的鞋袜或衣裤，以免表皮随同鞋袜、衣裤一起脱落。应先用冷水或食醋（食醋有收敛、散瘀、消肿、杀菌、止痛作用）隔着衣裤或鞋袜浇到伤处及其周围，然后脱去鞋袜或衣裤，最后再进行冷却治疗。

（2）冷却治疗期间，要为老年人保暖，以免着凉，并注意观察皮肤，避免冻伤。

学习单元3　老年人跌倒后的初步处理

一、跌倒的概述

跌倒是指突发、不自主、非故意的体位改变，倒在地上或更低的平面上。

二、跌倒的应急处理方法

老年人跌倒后的处理按2011年9月6日卫生部公布的《老年人跌倒干预技术指南》实施。即老年人跌倒，不要急于扶起，要分情况进行处理。

1. 意识不清，立即拨打急救电话

（1）有外伤、出血，立即止血、包扎。

（2）有呕吐，将头偏向一侧，并清理口、鼻腔呕吐物，保证呼吸通畅。

（3）有抽搐，移至平整软地面或身体下垫软物，防止碰、擦伤，必要时牙间垫被子角、较厚的衣服等，防止舌被咬伤，不要硬掰抽搐肢体，防止肌肉、骨骼损伤。

（4）如呼吸、心跳停止，应立即进行胸外心脏按压、口对口人工呼吸等急救措施。

（5）如需搬动，保证平稳，尽量平卧。

2. 意识清楚

（1）询问老年人跌倒情况及对跌倒过程是否有记忆，如不能记起跌倒过程，可能为晕厥或脑血管意外，应立即护送老年人就医或拨打急救电话。

（2）询问是否有剧烈头痛或口角歪斜、言语不利、手脚无力等提示脑卒中的情况，如有，应立即拨打急救电话，不可立即扶起。因为立即扶起可能使老年人脑出血或脑缺血的病情加重。

（3）有外伤、出血，应立即止血、包扎并护送老年人就医。

（4）查看有无肢体疼痛、畸形、关节异常、肢体位置异常等提示骨折的情形，若有或无法判断，则不要随便搬动，以免加重病情，应立即拨打急救电话。

（5）查询有无腰、背部疼痛，双腿活动或感觉异常及大小便失禁等提示腰椎损害的情形，若有或无法判断，则不要随便搬动，以免加重病情，应立即拨打急救电话。

（6）若老年人试图自行站起，可协助老年人缓慢起立，坐、卧休息并观察。

（7）如需搬动，应保证平稳，尽量让其平卧休息。

学习单元4　配合医护人员对骨折老年人的应急处理

一、骨折的概述

1. 骨折的定义

骨折是指骨的完整性或连续性受到破坏所引起的，以疼痛、肿胀、青紫、功能障碍、畸形及骨擦音等为主要表现的疾病。

2. 骨折的表现

（1）一般表现

局部疼痛、肿胀和功能障碍。

（2）特有体征

1）局部畸形。骨折段移位可使患肢外形发生改变，主要表现为短缩、成角或旋转。

2）异常运动。正常情况下肢体不能活动的部位，骨折后出现不正常的活动。

3）骨擦音或骨擦感。骨折后，两骨折端相互摩擦时，可产生骨擦音或骨擦感。

3. 老年人常见骨折部位

由于老年人易摔倒，故以下 3 个部位容易发生骨折。

（1）腕部骨折

腕部骨折是老年人骨折中最常见的一种。当老年人要摔倒时，多会反射性地伸出手掌触地来支撑、保护身体。这时，身体的重力会集中在前臂远端的桡骨上而发生骨折。此时，因腕部多是在伸直位受力而导致骨折远端向手背侧移位，从侧方看腕部，会呈特殊的"锅铲样"畸形，如图 2-2-13 所示。

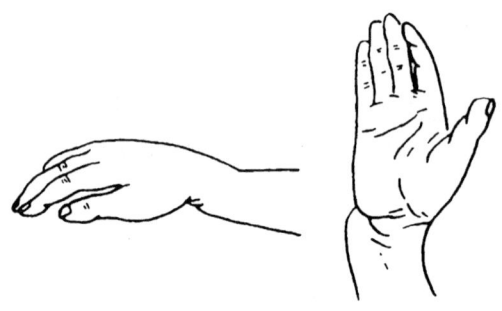

图 2-2-13　腕部骨折

（2）椎体骨折

老年人椎体骨折多发生在脊柱的腰椎以及胸腰段部位的椎体。老年人骨质疏松发生时往往首先累及脊柱的椎体，使椎体内起支撑作用的骨小梁的数量减少，质量结构变得脆弱。一旦受到外力的刺激，如跌坐伤的发生，疏松的、空虚的椎体很容易发生形态上的改变，即椎体压缩性骨折。这时老年人腰背痛症状进一步加剧，有的疼痛会放射至腹部，导致老年人起卧活动受限，驼背畸形也越发明显。

（3）髋部骨折

髋部是下肢和躯干的连接部位，骨质疏松的老年人在摔倒的瞬间，很容易造成股骨粗隆或股骨颈的骨折。

二、老年人骨折的处理方法

所有的四肢骨折均应进行固定，脊椎损伤和骨盆骨折在急救中应进行相对固定。

1. 固定的目的

（1）限制受伤部位的活动度。

（2）减轻疼痛。

（3）避免骨折断端等因摩擦而损伤血管、神经乃至重要脏器。

（4）利于防止休克，便于搬运老年人。

2. 固定的用物

（1）夹板

抢救现场可因地制宜选用竹板、木棒、镐把等代替夹板。紧急情况下，可直接借助老年人的健侧肢体或躯干进行临时固定。

（2）其他

还需另备纱布或毛巾、衣物、绷带、三角巾等。

三、骨折固定的常用方法

1. 上肢骨折固定

（1）肱骨骨折固定

取绷带将夹板与大臂固定，或用绷带将大臂与躯体固定，然后使肘部弯曲，用三角巾悬吊，如图 2-2-14 所示。

（2）前臂骨折固定

取绷带将夹板与前臂固定，如图 2-2-15 所示，然后使肘部弯曲，用三角巾悬吊。

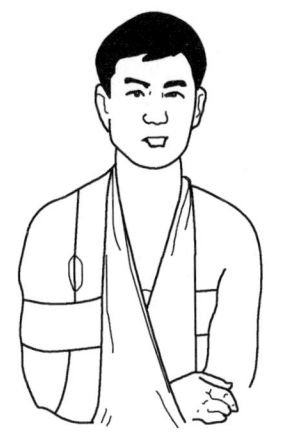

图 2-2-14 肱骨骨折固定及悬吊

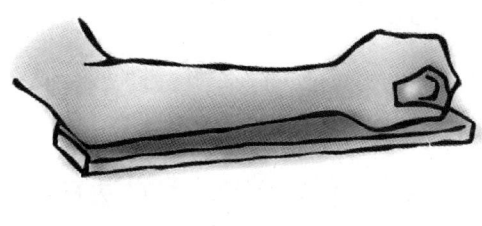

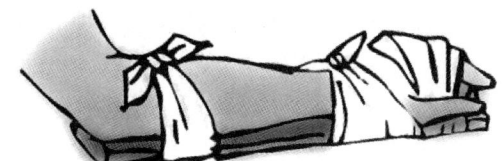

图 2-2-15 前臂骨折固定

（3）腕部骨折固定

取绷带"8"字形包扎腕部，并用绷带将夹板与前臂固定，然后使肘部弯曲，用三角巾悬吊。

2. 腰部骨折固定

保持身体平直，用绷带将身体与夹板多处缠绕固定，如图2-2-16所示。

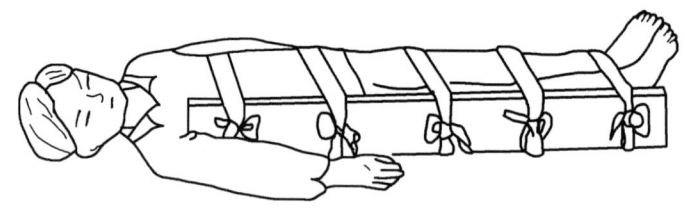

图2-2-16　腰部骨折固定

3. 髋部骨折固定

用绷带"8"字形包扎髋关节，再用绷带将身体与夹板多处缠绕固定。

4. 腿部骨折固定

用绷带反折包扎腿部骨折处，然后将腿部与夹板固定，防止关节活动，如图2-2-17所示。

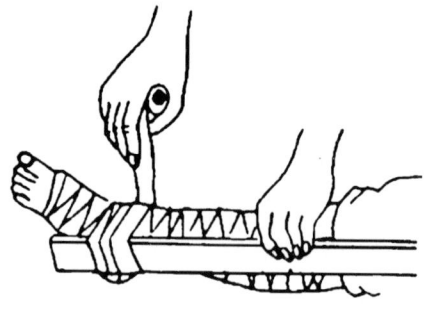

图2-2-17　腿部骨折固定

5. 踝部骨折固定

用绷带"8"字形包扎踝部骨折部位，然后将腿部与夹板固定，防止关节活动。

四、搬运骨折老年人的方法及注意事项

搬运骨折老年人的方法很多，现介绍三种常用的方法：担架搬运、徒手搬运及轮椅搬运。

1. 担架搬运

（1）由3~4人合成一组，分别同时抬头部、胸部、臀部及腿部，将老年人转移至担架，如图2-2-18所示。

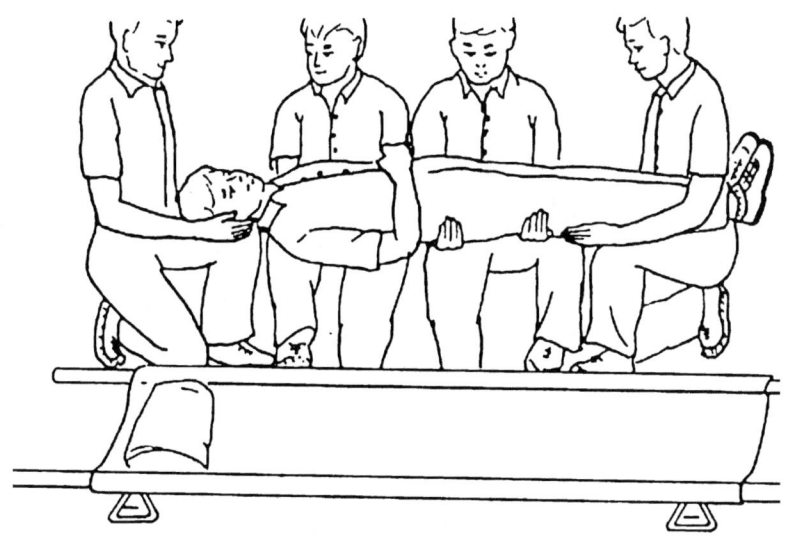

图 2-2-18　转移至担架

（2）老年人头部向后，足部向前，方便后面抬担架的人随时观察老年人的变化，如图 2-2-19 所示。

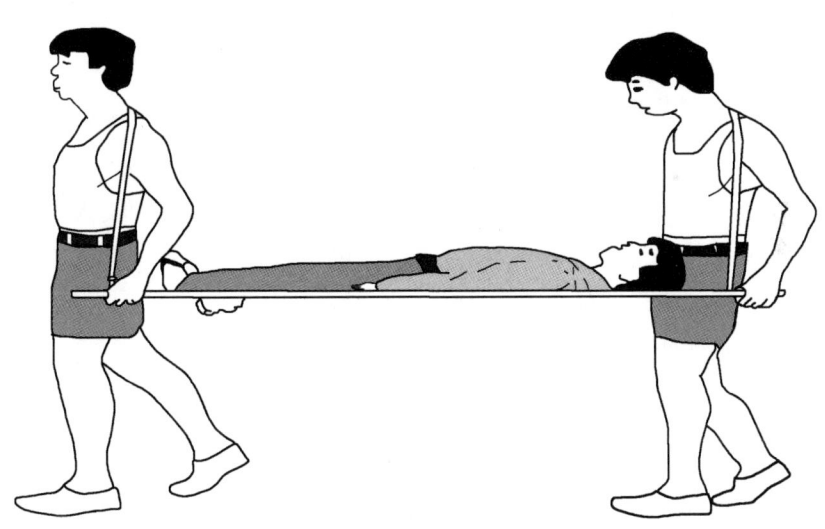

图 2-2-19　担架搬运

（3）抬担架的人脚步行动要一致，前面的人迈左脚，后面的人迈右脚，平稳前进。

（4）向高处抬时（如过台阶、过桥、上坡），前面的人要放低，后面的人要抬高，以使老年人保持水平状态。下台阶时则相反。若为座椅式担架，则使老年人背朝下，面朝高处，如图 2-2-20 所示。

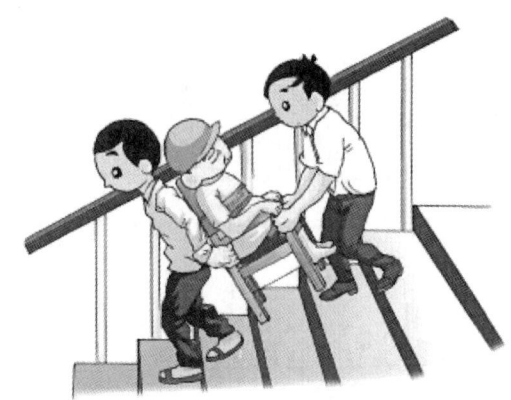

图 2-2-20 座椅式担架下楼

2. 徒手搬运

（1）单人搬运

1）扶持搬运。老年人一手臂环绕搭于护理员颈部，护理员一手扶住老年人的腰部，一手扶住老年人环绕自己颈部的手臂，肩部托住老年人的肩，如图 2-2-21 所示。扶持搬运适用于足部骨折或对侧上肢骨折等。

2）抱持搬运。护理员一手托住老年人的腰部，一手托住老年人的腘窝处，将老年人抱起，老年人双臂环绕护理员颈部，如图 2-2-22 所示。抱持搬运适用于踝部或足部骨折。

3）背负搬运。护理员背起老年人，老年人双臂环绕护理员颈部，交叉放于护理员胸前，护理员双手绕过老年人膝关节下方，分别抓住老年人双手，如图 2-2-23 所示。背负搬运适用于踝部或足部骨折。

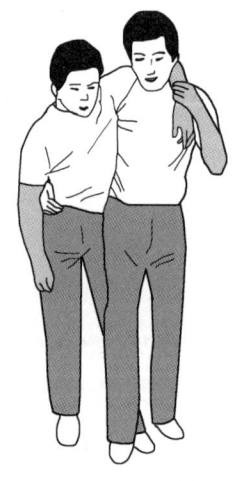
图 2-2-21 扶持搬运

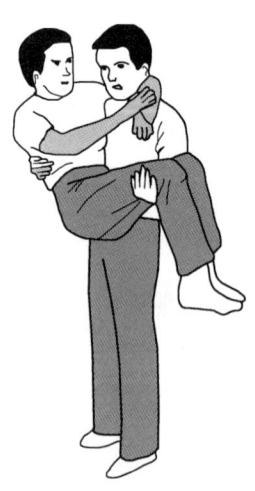
图 2-2-22 抱持搬运

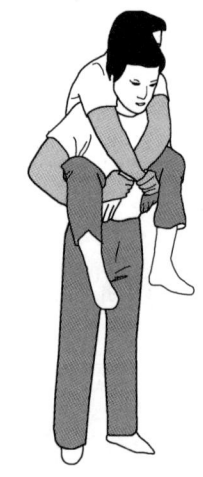
图 2-2-23 背负搬运

（2）双人搬运

1）椅托式

①四手搭桥式。两位护理员四只手交叉握住，搭成座椅，老年人坐上后，双手臂分别环绕左右两位护理员的颈部，如图 2-2-24 所示。

②双手椅托式。两位护理员面对面，一人左手与另一人右手相握，老年人坐于之上，护理员另两只手臂相互搭在对方肩上，保护老年人不会向后倒去，老年人双臂环绕左右两位护理员颈部，如图 2-2-25 所示。

椅托式适用于踝部或足部骨折。

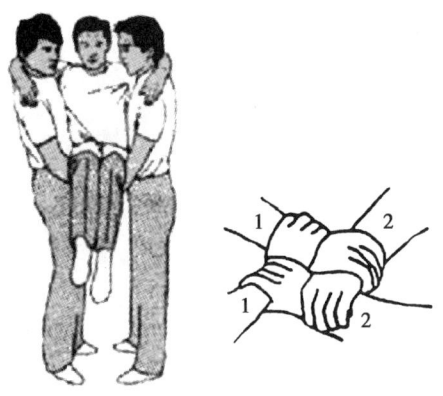

图 2-2-24 四手搭桥式

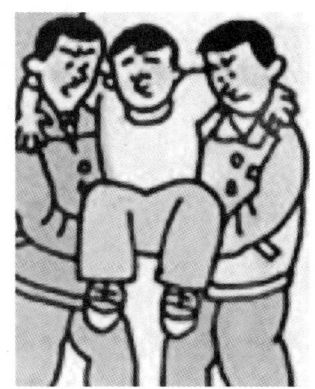

图 2-2-25 双手椅托式

2）双人平抱式。一位护理员双臂抱起老年人的颈肩部及腰部，另一位护理员双臂抱起老年人的臀部及膝关节处，共同将老年人抱起，老年人面向护理员，如图 2-2-26 所示。双人平抱式适用于下肢骨折，不适用于椎体骨折。

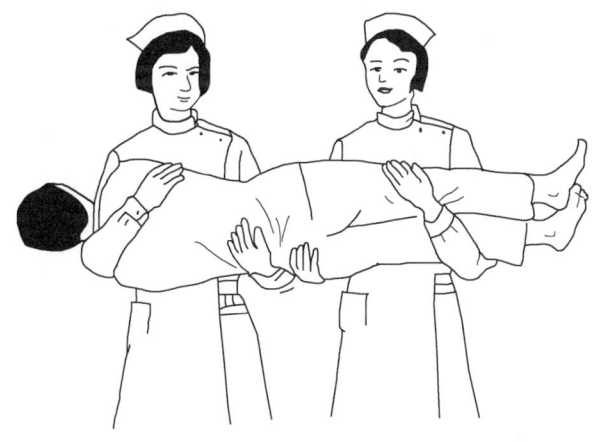

图 2-2-26 双人平抱式

3）双人平抬式。一位护理员双臂托起老年人的颈肩部及臀部，另一位护理员托起老年人的腰部及膝关节稍下部，共同抬起老年人，老年人面朝上，如图2-2-27所示。双人平抬式适用于下肢骨折，不适用于椎体骨折。

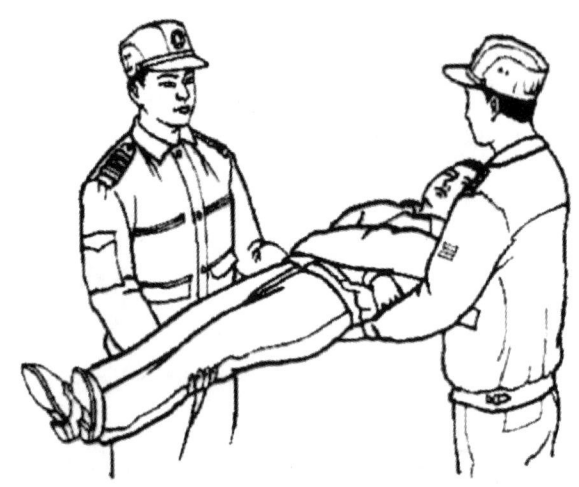

图2-2-27 双人平抬式

（3）三人搬运或多人搬运

1）三人平抱式。一名护理员双臂抱起老年人的颈肩部及胸部，一名护理员抱起老年人的腰部及臀下部，一名护理员抱起老年人的大腿部及小腿部，共同将老年人抱起，老年人面向护理人员，如图2-2-28所示。三人平抱式适用于胸椎及腰椎骨折。

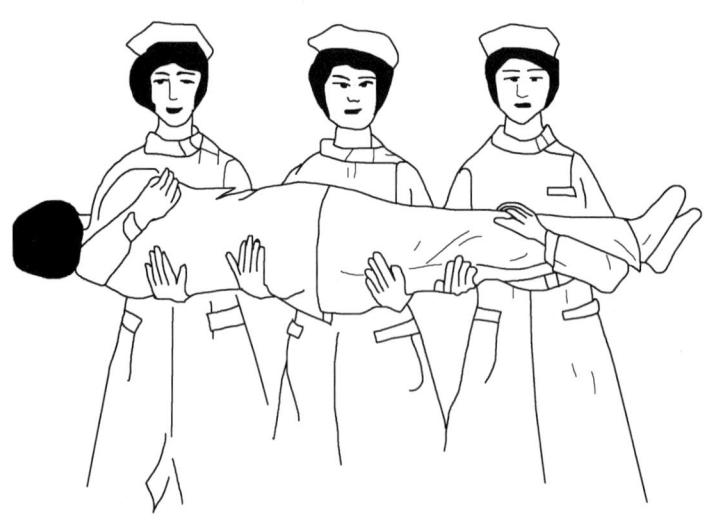

图2-2-28 三人平抱式

2)多人平抬式。多名护理员分别托起老年人头颈部、胸部、腰部、臀部、大腿部、膝关节、小腿部等,共同抬起老年人,老年人面朝上,如图 2-2-29 所示。多人平抬式适用于胸椎及腰椎骨折。

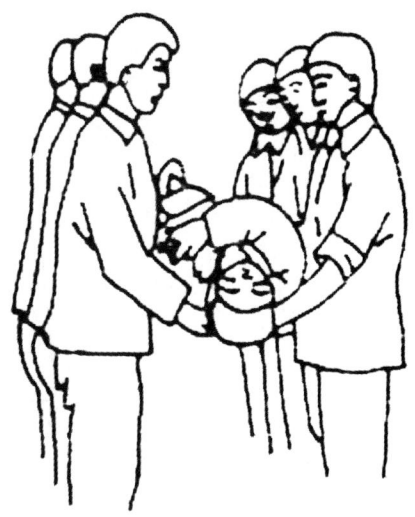

图 2-2-29 多人平抬式

3. 轮椅搬运

(1)搬运上肢骨折老年人

将轮椅手刹刹住,护理员站在轮椅背后,用两手扶住座靠,嘱老年人扶着轮椅的扶手,将身体置于椅座中部,抬头向后座靠并坐稳,如图 2-2-30 所示。

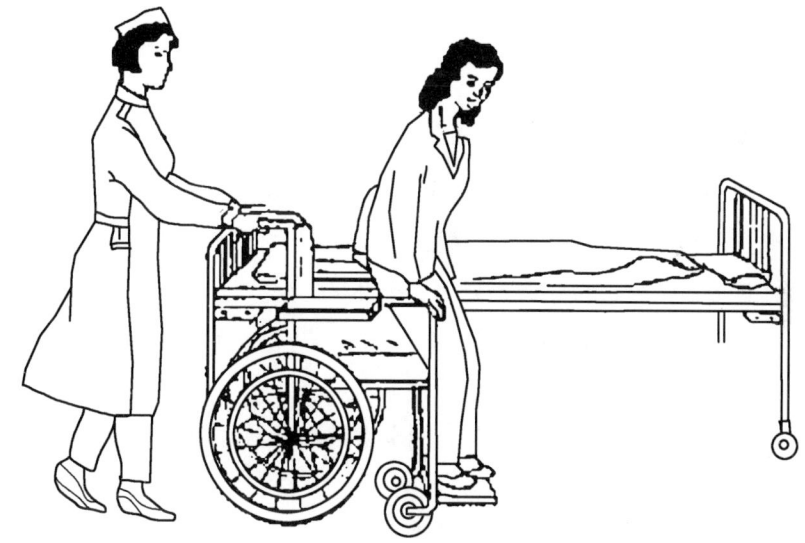

图 2-2-30 搬运上肢骨折老年人

(2)搬运单侧踝部骨折老年人

将轮椅放至床旁,并刹好手刹。护理员扶老年人坐起,并移至床边,请老年人双手置于护理员肩上,护理员双手环抱老年人腰部,协助老年人下床。嘱老年人用其近轮椅侧之手,扶住轮椅外侧把手,转身坐入轮椅中;或由护理人员环抱老年人,协助老年人坐入轮椅中。过程中嘱老年人抬起患侧肢体,切勿患侧肢体用力,如图 2-2-31 所示。

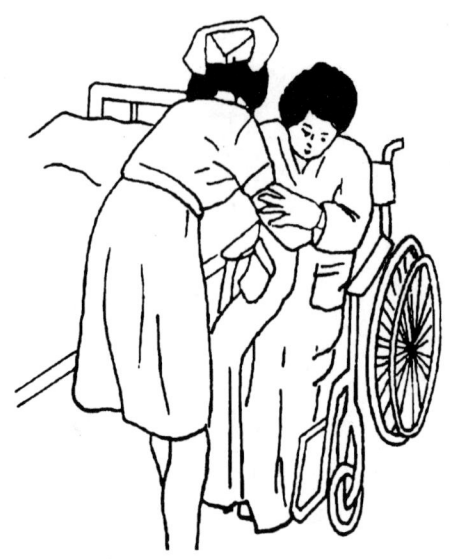

图 2-2-31 搬运单侧踝部骨折老年人

综合实训 1

1. 实训任务

张奶奶，71岁，不慎跌倒，张奶奶主诉右侧腕部剧痛难忍，无其他不适主诉，观察其右侧腕部呈"锅铲样"，且肿胀。请配合医护人员对张奶奶受伤部位进行包扎、固定，并选用合适的搬运方法搬运张奶奶至安全环境。

2. 操作步骤

步骤1 评估

评估张奶奶情绪状态，并言语安慰，嘱其勿随意活动右侧上肢，保持屈曲位。

步骤2 报告

立即报告医护人员或家属，或拨打就医电话。

步骤3 配合固定

医护人员到场后，配合医护人员对腕部进行"8"字形包扎，并用绷带将夹板与前臂固定，然后使肘部弯曲，用三角巾悬吊。

步骤4 配合搬移

配合医护人员采用轮椅转运的方式将老年人安置在安全环境，并取舒适体位。

步骤5 观察

随时观察并询问老年人有何不适。

步骤 6　记录

记录老年人受伤过程、时间、部位、包扎过程及时间。

3. 注意事项

（1）夹板的长度与宽度要与骨折的肢体相适应，其长度必须超过骨折的上、下两个关节。固定时除骨折部位上、下两端外，还要固定上、下两个关节。

（2）固定应松紧适度，以免影响血液循环。

（3）固定过程中应避免不必要的搬动，不可强制老年人进行各种活动。

（4）若老年人为腰部骨折或下肢骨折，切勿随意移动老年人，应先立即拨打就医电话并报告，待医护人员到场后再配合进行下一步处理。

综合实训 2

1. 实训任务

陈爷爷，80 岁，下台阶时不慎跌倒，陈爷爷主诉左侧髋部剧痛难忍，且无法移动，无其他不适主诉。请配合医护人员对陈爷爷受伤部位进行包扎、固定，并选用合适的搬运方法搬运陈爷爷至指定环境。

2. 操作步骤

步骤 1　评估

嘱老年人勿随意活动左下肢。

步骤 2　报告

立即拨打就医电话，并报告。

步骤 3　配合固定

医护人员到场后，配合医护人员对髋关节进行"8"字形包扎，并取绷带将夹板上下与腰部、大腿固定。

步骤 4　配合搬移

在医护人员指导下，采用三人搬运法，即三人同时站在老年人同一侧，甲托住老年人的颈肩部及胸部，乙托住老年人的腰部及臀下部，丙托住老年人的膝及脚部，三人同时抬起，使老年人身体稍向护理员倾斜，同时移步将老年人放于担架上，然后配合医护人员抬担架至指定位置。

步骤 5　观察

观察老年人有无不适。

3. 注意事项

（1）胸椎及腰椎损伤的老年人适用硬板担架，老年人采取仰卧位，受伤的胸椎或腰椎下方垫一约 10 厘米厚的小枕或衣物。

（2）老年人四肢不可靠近担架边缘，以免碰撞造成损伤。

（3）平托搬运时应防止老年人头、颈部左右旋转活动。

（4）多人搬运适用于颈椎及腰椎骨折的老年人或病情较重的老年人，且在搬运途中尽量保持老年人身体平直，各部位受力均匀，避免再次伤害。

（5）使用轮椅时，老年人不可前倾、自行站起或下轮椅，以免摔倒，若身体不能保持平衡，应系安全带避免发生意外。

（6）搬运过程中，随时观察老年人变化，询问老年人有无不适。

（7）推轮椅时，下坡应减速，倒退行驶，使老年人背部朝坡下，面部朝坡上，并嘱老年人抓紧扶手；过门槛时，翘起轮椅前轮，避免过大的振动，保证老年人安全。

学习单元5　老年人误吸和窒息的应急处理

一、误吸和窒息的概述

1. 误吸和窒息的概念

误吸是指胃内容物受重力作用或因腹内压、胃内压增高逆流进入咽喉腔及气管内的病理状态。人体的呼吸过程由于某种原因受阻或异常，导致全身各器官组织缺氧、二氧化碳聚集停留而引起的组织细胞代谢障碍、功能紊乱和形态结构损伤的病理状态称为窒息。

2. 误吸和窒息的处理原则

当出现以下表现时应立即实施应急操作。

（1）突然呛咳，不能发音，喘鸣，呼吸急促。

（2）皮肤发紫。

（3）严重者可迅速出现意识丧失，甚至呼吸心跳停止。

二、排痰的操作方法

若老年人长期卧床,久病体弱,且伴有肺部感染,常有咳嗽无力的情况,导致痰液无法咳出,这种情况下,当大量痰液堵塞气道时会造成老年人窒息,故需立即紧急进行排痰,以解除症状。

1. 徒手排痰

协助老年人侧卧,双手手指并拢,手背隆起,手指关节微屈,成120度(见图2-2-32),指腹与大小鱼际为着落点,腕关节用力,由下至上,有节律地叩击老年人背部,具体为肋弓缘以上,避开脊柱处。待老年人咳出,可立即使用纱布或小毛巾将老年人口腔内痰液擦除。

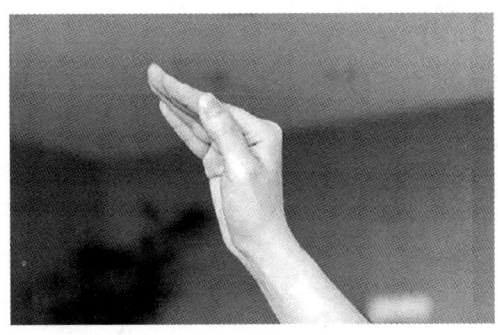

图2-2-32 徒手排痰手形

2. 紧急吸痰

(1)吸痰指征

当老年人出现明显痰鸣音且呼吸困难时应进行紧急吸痰。

(2)吸痰负压

吸痰负压一般为10.7~16.0千帕(80~120毫米汞柱)。

(3)吸痰装置

1)负压装置

①电动吸引器。电动吸引器由马达、偏心轮、气体过滤器、压力表、安全瓶、储液瓶、橡胶管、脚踏开关等组成,如图2-2-33所示。使用时将其连接电源,打开电源开关,将吸痰管与橡胶管连接,旋转负压调节器,调节负压,脚踩下脚踏开关即可吸痰。

②中心负压装置。各大医院均设中心负压装置，吸引器管道连接至各病床单位，使用时将压力表（见图2-2-34）的定位鞘插入中心负压快速插座（见图2-2-35），取一根橡胶管一头插向压力表的负压接头底部，一头插向储备瓶的正中接口底部，如图2-2-36所示，再取一根橡胶管，一头插向储备瓶侧接口底部，一头与吸痰管相连，开启负压调节阀，即可吸痰。

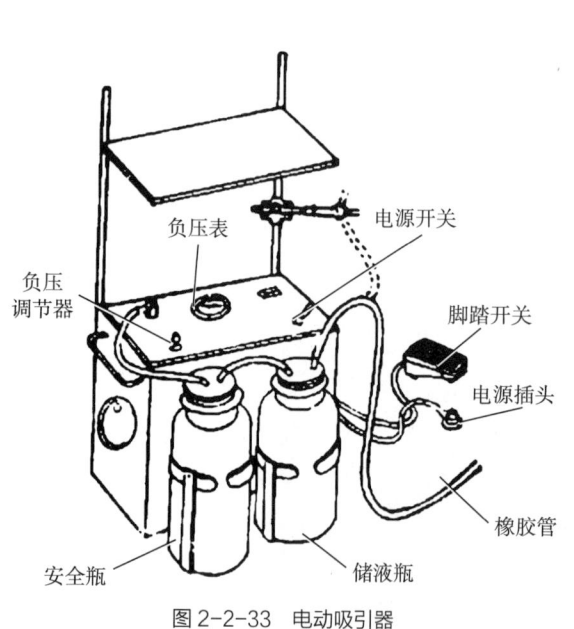

图2-2-33 电动吸引器 ／ 图2-2-34 压力表

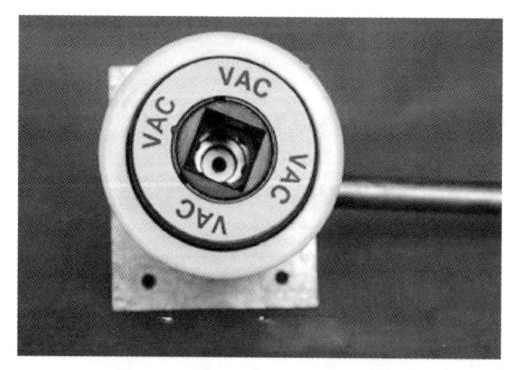

图2-2-35 中心负压快速插座

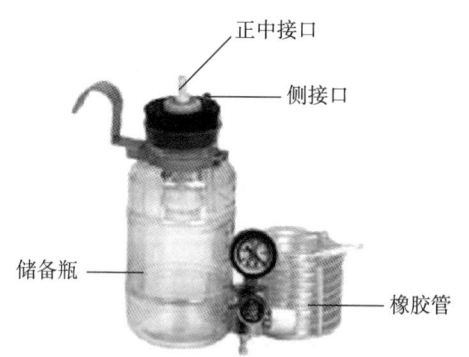

图2-2-36 储备瓶及橡胶管

2）吸痰管（见图2-2-37）。蓝色接头连接吸痰导管，旁边为侧孔，白色管头插入老年人呼吸道。当连接电动吸引器并打开开关时，拇指覆盖侧孔，则吸痰管内有负压，可吸引，松开侧孔，则吸痰管内无负压，不可吸引。

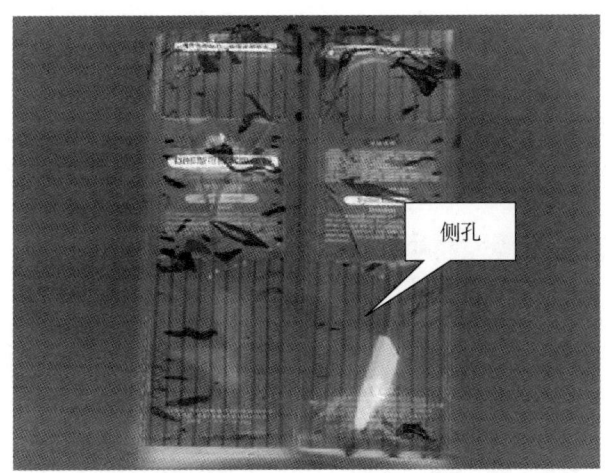

图 2-2-37 吸痰管

（4）吸痰操作要求

1）如昏迷的老年人口腔和咽喉部有分泌物，可用吸痰管从口腔或鼻腔内将其吸出，老年人不能张口时，可置开口器协助开口后再进行吸引。

2）每吸痰1次，更换1根吸痰管，以免引起感染。

3）口腔或鼻腔吸引用过的吸痰管，不可用于气管套管内吸痰，以防将上呼吸道的感染扩散到下呼吸道。

4）提倡适时吸痰，即在听到或观察到老年人有痰时应及时吸痰，不主张定时吸痰，以减少吸痰带来的并发症及减轻老年人的痛苦。

（5）操作步骤

步骤1　携用物至床旁

携用物至老年人床旁。

步骤2　放置物品

将1∶5 000呋喃西林溶液瓶系在床头（用于吸引器管头的浸泡），塑料小桶放床旁地面（放用过的吸痰管），连接电源并打开电源开关。

步骤3　检查负压

脚向下踩脚踏开关至底部，反折管道，看压力表指针是否移动，以检查吸引器性能，松开脚踏开关，将吸引器管头浸泡于呋喃西林溶液内。

步骤4　吸痰

检查吸痰管的有效期及包装有无破损，将吸痰包内的避污纸分离至顶端，在外包装顶端撕一小口，右手取出避污纸，如图2-2-38所示。双手将避污纸打开，右手戴手套，左手拿住避污纸一角，并将避污纸置于病人嘴角下方。右手取出吸痰管，左手取吸引器管与吸痰管连接,如图2-2-39所示。脚向下踩脚踏开关至底部,负压为10.7~16.0千帕(80~120毫米汞柱)。在无吸力的状态下(即吸痰管的侧孔为打开状态),当老年人深吸气时,右手将吸痰管自老年人鼻孔插入25厘米。左手拇指盖住吸痰管侧孔,右手将吸痰管慢慢旋转上提退出,吸痰完毕松开脚踏开关。

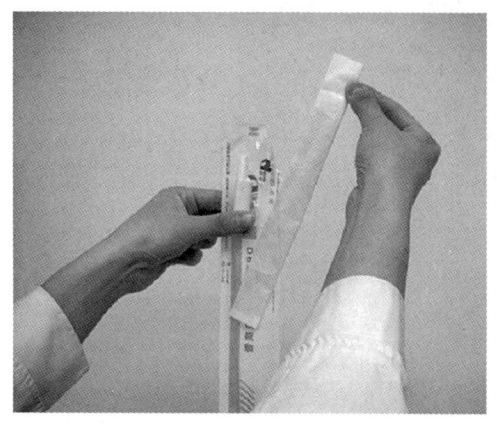

图 2-2-38 取出避污纸

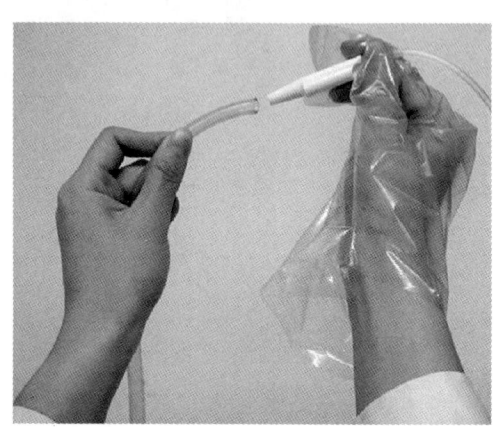

图 2-2-39 连接吸引器管与吸痰管

步骤5 整理用物

右手将用过的吸痰管缠绕于手中,并将吸痰管与吸引器管分离,如图2-2-40所示。左手将吸引器管头放于呋喃西林溶液瓶内,脚向下踩脚踏开关,吸少许溶液冲洗管道,松开脚踏开关,将吸引器管头放置于呋喃西林溶液瓶内保留。右手手套翻转脱去的同时包裹已用过的吸痰管,如图2-2-41所示。用避污纸擦去老年人口角分泌物,然后将包裹手套丢于医用垃圾桶内,整理病床。

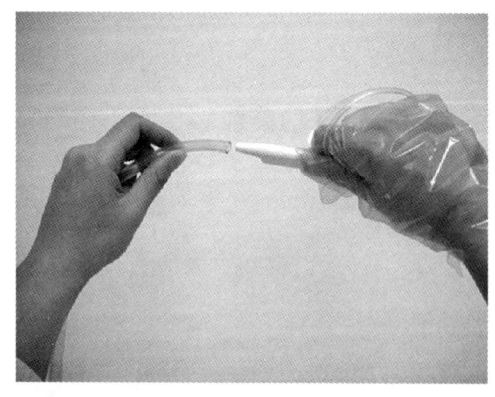

图 2-2-40 分离吸痰管与吸引器管

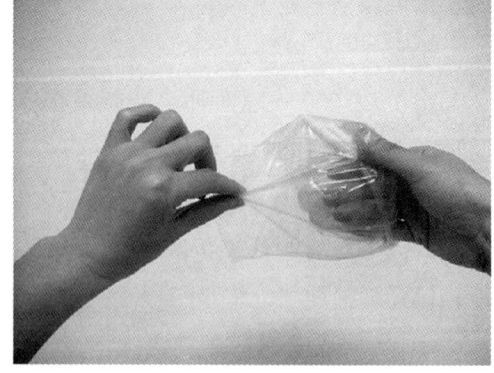

图 2-2-41 包裹已用过的吸痰管

步骤6 记录痰液的性质、颜色、量等。

三、海姆利克急救法

1. 原理

冲击腹部-膈肌下软组织时,突然的冲击力会产生向上的压力,压迫两肺下部,从而驱使肺部残留空气形成一股气流。这股带有冲击性、方向性的气流,就能将堵住气管、喉部的食物硬块等异物驱除。急救时老年人要配合,头部略低,嘴要张开,以便吐出异物。

2. 操作手法

（1）老年人站着或坐着

护理员站在老年人身后,从身后抱住其腹部,双臂围环其腰腹部,一手握拳,拳心向内按压于老年人的肚脐和肋骨之间的部位,另一只手成掌捂按在拳头之上,双手急速用力向里、向上挤压,反复实施,直至阻塞物吐出为止。护理员握拳手法如图2-2-42所示,海姆利克站位手法如图2-2-43所示。

（2）老年人无法站立者

如老年人意识不清,不能站立,则取仰卧位,护理员两腿分开跪在老年人大腿外侧地面上,双手叠放,用手掌根顶住腹部（肚脐稍上）,有冲击力、快速地向前上方压迫,然后打开老年人下颌,如异物已被冲出,迅速掏出清理,如图2-2-44所示。

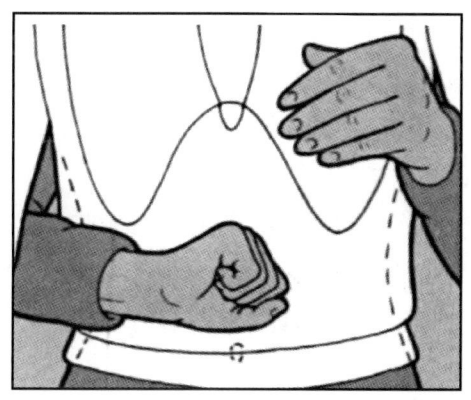 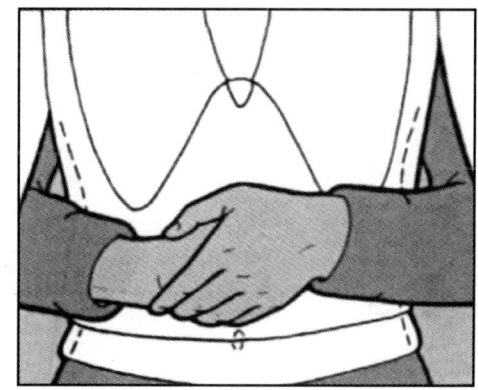

图2-2-42　护理员握拳手法

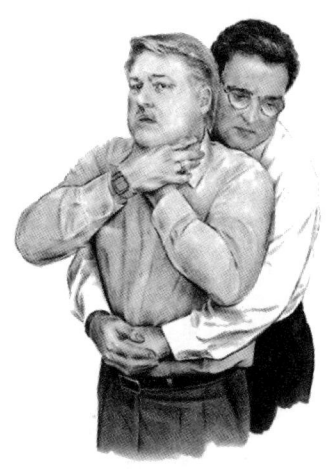
图 2-2-43 海姆利克站位手法

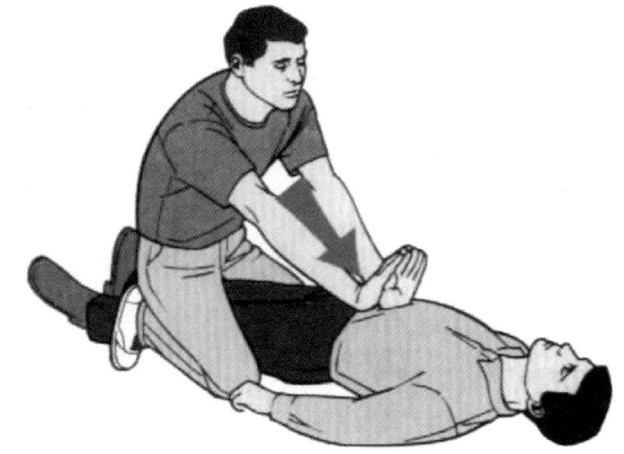
图 2-2-44 海姆利克卧位手法

3. 操作要求

（1）若老年人呼吸道部分梗阻，气体交换良好，应鼓励老年人自己用力咳嗽，并自主呼吸。

（2）若老年人呼吸微弱，咳嗽乏力或呼吸道完全梗阻，则立即使用此操作方法。

4. 操作步骤

步骤1　评估老年人身体情况，有无意识不清，能否站立或坐起。

步骤2　依据老年人身体情况为老年人摆好坐位、站位或仰卧位。

步骤3　护理员按老年人体位采用相应手法，按要求以适当力度反复挤压老年人腹部。

步骤4　嘱老年人张口吐出异物，或看到异物排出后及时用手帮老年人取出。

步骤5　无法缓解或有其他异常情况应立即就医。

5. 操作注意事项

（1）在操作时掌握好力度。海姆利克操作技术虽卓有成效，但也有可能产生合并症，如肋骨骨折、腹部或胸腔内脏的破裂或撕裂。

（2）使用此操作方法成功抢救老年人后应询问老年人有无不适，检查老年人有无并发症的发生。

四、老年人跌倒的现场处理

步骤1　判断老年人意识是否清楚。
步骤2　询问老年人有何不适。
步骤3　如有外伤出血等，应先处理外伤。
步骤4　如无不适，可协助老年人起立，并坐、卧休息。严重者不可搬动，应立即就医。
步骤5　观察老年人有何异常及不适，并记录老年人跌倒原因、过程及处理方法。

学习单元6　心脏骤停老年人的应对

一、心脏骤停概述

心脏骤停是指心脏射血功能的突然终止，大动脉搏动与心音消失，重要器官（如脑）严重缺血、缺氧，导致生命终止。这种出乎意料的突然死亡，医学上又称猝死。引起心脏骤停最常见的原因是心室纤维颤动。

二、心脏骤停老年人的判断方法

1. 意识的判断

双手拍打老年人双肩并呼叫（喂！你怎么啦？），观察有无反应。如老年人无反应，则表明老年人意识丧失。

2. 脉搏的判断

去床头挡，撤去枕头，使老年人去枕平卧，掀开棉被，解开老年人衣扣，右手食指、中指并拢，沿老年人的气管纵向滑行至喉结处，在旁边2~3厘米处停顿触摸搏动,计时小于10秒。

3. 呼吸的判断

护理员用耳靠近老年人口鼻,感受并听有无气流进出,同时眼睛看老年人胸廓有无起伏,计时小于10秒。

三、胸外心脏按压及人工呼吸方法

胸外心脏按压及人工呼吸要连续做5个循环,按压与人工呼吸次数比为30:2。

1. 胸外心脏按压方法

老年人心脏骤停后及时、正确地进行胸外心脏按压,可维持并恢复老年人循环系统功能,保证老年人重要脏器的供血。

（1）按压部位

按压两乳头连线的中点或剑突上2横指均可,如图2-2-45所示。定位方法一:右手中指沿肋下缘摸到与胸骨交接处定位;食指靠上中指;左手掌根部挨着右手食指放在胸骨上,手指伸开;右手放在左手的上面,手指向下弯曲,与左手指交叉,左手指离开胸部。定位方法二:左手掌根部放于两乳头连线中点,手指伸开;右手放在左手的上面,手指向下弯曲,与左手指交叉,左手指离开胸部。

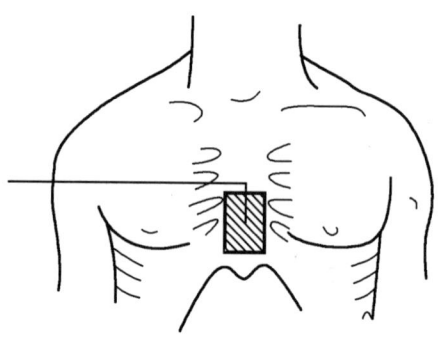

图2-2-45 胸外心脏按压部位

（2）按压手法

采用双手叠扣法,腕、肘关节伸直,利用身体重力,垂直向下用力按压。手臂要伸直,按压时不能弯曲,如图2-2-46所示。

（3）按压深度

胸骨下陷5~6厘米。

（4）按压频率

频率至少为100次/分,并数1下、2下至30下(10下之前及25下以后需数出声音)。

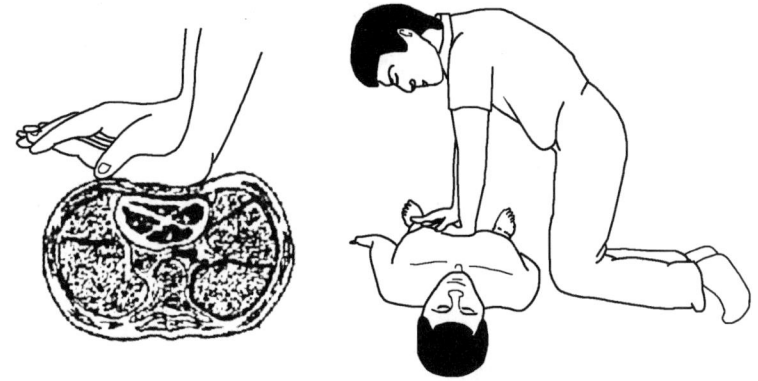

图 2-2-46　胸外心脏按压的手法和姿势

2. 人工呼吸方法

观察到老年人胸廓无起伏（即无呼吸）或不能正常呼吸（即仅仅是喘息）时，均应立即实施人工呼吸。

（1）徒手打开气道

1）仰面抬颈法。护理员位于老年人一侧，一手置于老年人前额向后加压，使头后仰，另一手托住颈部向上抬颈，如图 2-2-47 所示。

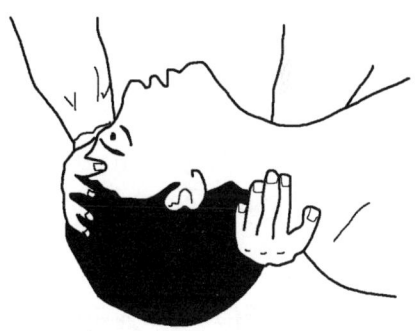

图 2-2-47　仰面抬颈法

2）仰面举颌法。护理员位于老年人一侧，一手置于老年人前额向后加压，使头后仰，另一手（除拇指外）的手指置于下颌外之下颌骨上，将颏部上举，如图 2-2-48 所示。操作时勿压迫颌下软组织，以免压迫气道。

3）托下颌法。护理员位于老年人一侧，两肘置于老年人背部同一水平面上，用双手抓住老年人两侧下颌角向上牵拉，使下颏向前、头后仰，同时两拇指可将下唇下拉，使口腔通畅，如图 2-2-49 所示。

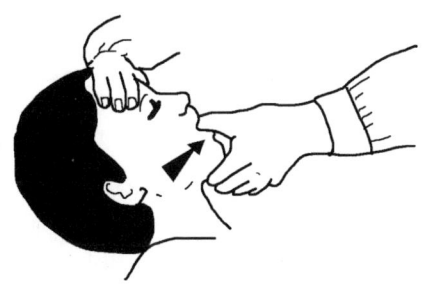

图 2-2-48　仰面举颌法

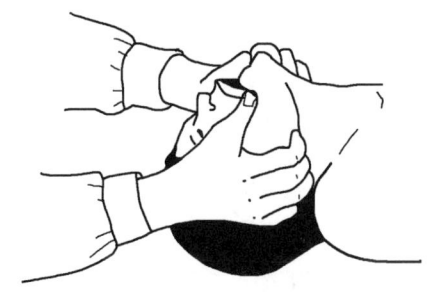

图 2-2-49　托下颌法

（2）口对口人工呼吸

1）右手中指和食指呈剪刀式托起下颌关节的下方，将下颌向上抬起；拇指轻按于下颌部，使口张开。

2）用放至病人前额处的拇指与食指捏闭病人鼻孔。

3）抢救者深吸气后，张口紧紧包住病人口唇，形成一个封闭的气道用力吹气。

4）吹气完毕，放松捏鼻翼的手，此时病人胸部向下塌陷，有气流从口鼻排出，同时有空气逸出的声音。

5）如果通气成功，进行第2次吹气，第2次吹入气体应在2~3秒内完成，如图2-2-50所示。

（3）简易呼吸器人工呼吸

一手将面罩扣住口鼻并固定，另一手挤压球囊，无氧源时挤压球囊2/3，有氧源时，将氧流量调至8~10升/分钟，挤压球囊1/2。频率为14~16次/分钟。

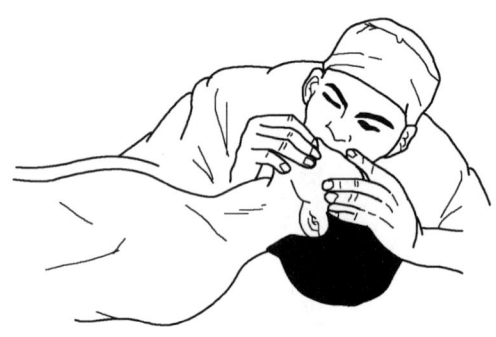

图2-2-50　口对口人工呼吸

四、心脏骤停老年人的应对操作方法

步骤1　判断

双手拍打老年人双肩并呼叫（喂！你怎么啦？），观察有无反应。如病人无反应，立即呼叫医生并抢救计时（报告×时×分开始抢救）。去床头挡，撤去枕头，使老年人去枕平卧，掀开棉被，胸部下垫按压板，解开老年人衣扣。判断老年人颈动脉搏动，右手食指、中指并拢，沿老年人的气管纵向滑行至喉结处，在旁边2~3厘米处停顿触摸搏动，计时小于10秒。

步骤2　胸外心脏按压

如颈动脉搏动消失，立即行胸外心脏按压30次。

步骤3　开放气道

常用仰面举颌法开放气道。

步骤4　人工呼吸

进行人工呼吸2次，报告气道无梗阻。连续做5个循环，胸外心脏按压与人工呼吸次数比为30∶2。

步骤 5　评估

用右手食指、中指触摸老年人颈动脉，数 10 秒（数出声音）。如老年人自主呼吸恢复（即眼观老年人胸廓有起伏或有正常呼吸）、颈动脉搏动恢复，立即报告"×时×分自主呼吸恢复、颈动脉搏动可触及"。测量血压（收缩压为 60 毫米汞柱以上，即 8 千帕以上），报告数据，并整理血压计。用手电筒观察老年人双侧瞳孔对光的反射情况。瞳孔较前缩小，表示大脑有足够的氧和血液供应。报告观察情况，如"瞳孔缩小，对光反射存在"。观察并报告老年人颜面、口唇、甲床紫绀减轻，末梢循环改善等情况。报告"复苏成功，继续给予高级生命支持"。

步骤 6　整理用物

复苏成功后撤按压板，给老年人整理衣服，头部垫枕，盖好棉被，安装床头挡，洗手，记录抢救过程。

五、观察老年人意识、脉搏、呼吸有无改善的方法

用右手食指、中指触摸颈动脉，数 10 秒（数出声音），感受颈动脉搏动是否恢复，并同时耳听、面感、眼看来判断老年人自主呼吸是否恢复（即眼观老年人胸廓有无起伏/有无正常呼吸，或面部感到有无气流经老年人口鼻出入），同时观察老年人颜面、口唇、甲床紫绀有无减轻，末梢循环有无改善等情况，并呼叫老年人，观察有无回应。

学习单元 7　老年人氧气吸入操作

一、老年人缺氧的概述

老年人由于其心、肺等脏器功能降低，全身机体极其容易出现缺氧症状。

1. 缺氧的概念

缺氧是指机体组织的氧气供应不足或用氧障碍，从而导致组织的代谢、功能和形态结构发生异常变化的病理过程。

2. 老年人缺氧的危害

缺氧会加重老年人各脏器功能的降低，脑、心脏等生命重要器官缺氧，甚至会导致机体死亡。

（1）缺氧可以加重降低老年人机体代谢率。

（2）长期缺氧可引起肺心病。

（3）缺氧可以加重高血压，甚至引起心律失常、心力衰竭。

（4）大脑长期缺氧可引起精神神经症状，如睡眠障碍、行为异常、个性改变等。

3. 老年人缺氧的临床表现

老年人缺氧时会主诉头晕或头痛，出现心慌、脉速、口唇、口腔黏膜、牙床、颊部、鼻尖、耳廓、甲床等部位颜色呈青紫色（即紫绀），呼吸急促或呼吸困难，出现烦躁不安，或呼之不应，无法正常交流，甚至昏迷。常见缺氧类型有以下三种。

（1）轻度缺氧

无明显的呼吸困难，轻度紫绀，但意识清楚，能对答如流。

（2）中度缺氧

紫绀明显，呼吸困难，老年人意识清楚或烦躁不安。

（3）重度缺氧

显著紫绀，三凹征明显（胸骨上窝、锁骨上窝和肋间隙凹陷），老年人失去正常活动能力，呈现昏迷或半昏迷状态，无法交流。

4. 容易导致缺氧的疾病

脑血管疾病、呼吸系统疾病、冠心病等多种疾病均可引起缺氧。

二、制氧设备概述

1. 制氧机

制氧机（见图2-2-51）是制取氧气的一类机器，它的原理是利用空气分离技术，首先将空气以高密度压缩，再利用空气中各成分的冷凝点的不同

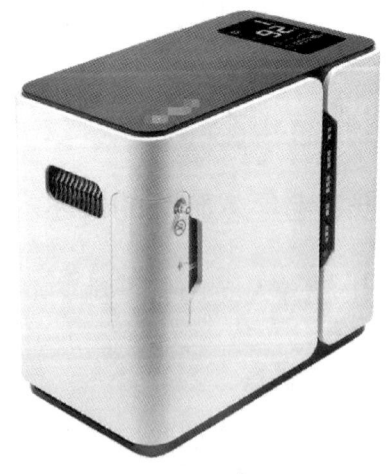

图2-2-51 制氧机

使之在一定的温度下发生气液分离，最后进一步精馏得到氧气。家用制氧机有很多种，可参照不同品牌制氧机的使用说明书操作使用。

2. 氧气吸入装置

（1）氧气筒（见图2-2-52）

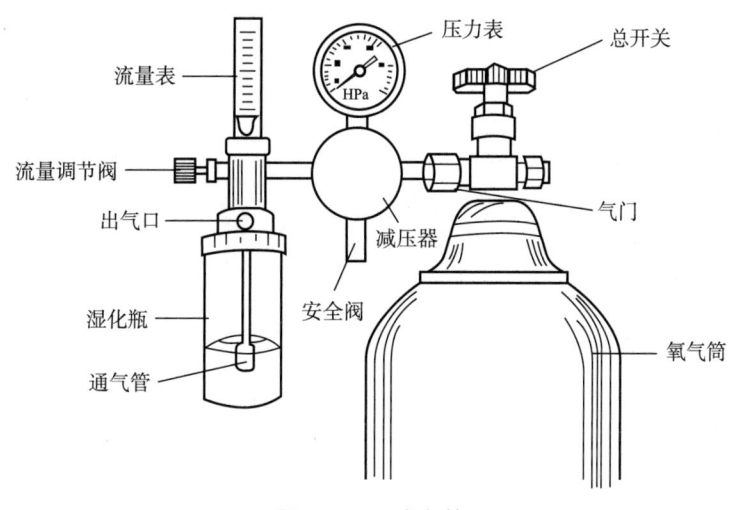

图2-2-52　氧气筒

氧气筒为柱形无缝筒，上有总开关和气门。

1）总开关。在氧气筒的顶部，可控制氧气的放出。使用时，用扳手将总开关向逆时针方向旋转1/4周，即可放出足够的氧气，不用时用扳手将总开关顺时针方向旋紧。

2）气门。在氧气筒颈部的侧面，与氧气压力表相连，氧气经气门自氧气筒中输出。

（2）氧气压力表

1）压力表。压力表上的指针能表明氧气筒内氧气的压力，以兆帕表示。如指针指在120刻度处，表示筒内压力为12.2兆帕。压力越大，表明氧气储存量越多。

2）减压器。减压器是一种弹簧自动减压装置，将来自氧气筒内的压力减低至0.2~0.3兆帕，使流量平衡，保证安全，便于使用。

3）流量表。流量表用于测量每分钟氧气流出量，流量表内装有浮标，向上旋转流量调节阀即可打开，氧气通过流量表时，将浮标吹起，浮标上端平面所指刻度即为每分钟氧气的流出量。向下旋转，则可关闭流量调节阀。常用氧气流量分类：低流量1~2升/分钟，中流量3~4升/分钟，高流量6~8升/分钟。

4）湿化瓶。湿化瓶用于湿润氧气，以免呼吸道黏膜被干燥气体所刺激。瓶内装入

1/3 或 1/2 的灭菌蒸馏水或冷开水，通气管浸入水中，出气管和鼻导管相连。

5）安全阀。由于氧气压力表的种类不同，安全阀有的在湿化瓶上端，有的在流量表的下端。当氧气流量过大、压力过高时，安全阀内部活塞即自行上推，使过多的氧气由四周小孔流出，以保证安全。

3. 中心供氧装置

在医院中，氧气常集中由供应站供给。

（1）中心供氧系统

由中心供应站设管道至各病室内，开口于快速插座（见图2-2-53）。各用氧单位配有氧气表，将氧气表与中心供氧接口相接，调节流量，即可给氧。

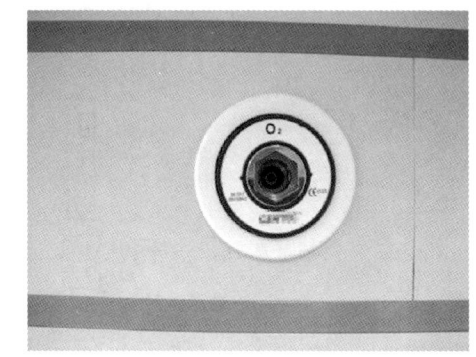

图 2-2-53 快速插座

（2）氧气表（见图2-2-54）

各用氧单位使用的氧气表与氧气吸入装置的氧气压力表相似，但更为简洁，由上面的流量表和下面的湿化瓶组成，中间有一定位鞘，插入快速插座可与中心供氧系统相连，另一接口为出气口，与吸氧管相连，还有一流量调节阀，以控制氧气吸入流量。

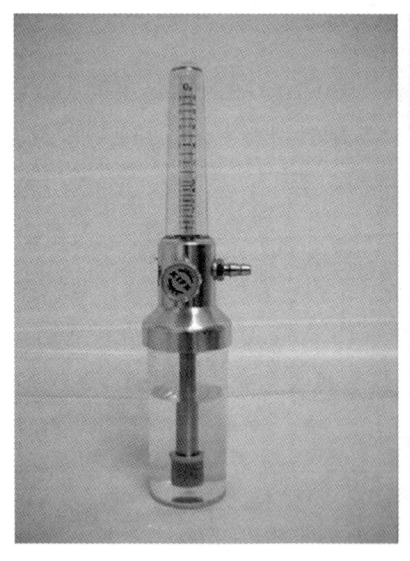 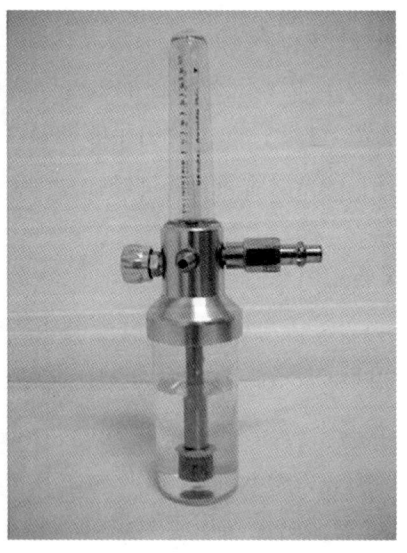

图 2-2-54 氧气表

4. 吸氧管

吸氧管有多种类型，现介绍使用最多的两种：一次性双侧鼻导管式吸氧管及一次性吸氧面罩。

（1）一次性双侧鼻导管式吸氧管（见图 2-2-55）

使用时单头与流量表出气口相接，双头插入老年人双侧鼻孔。

（2）一次性吸氧面罩（见图 2-2-56）

使用时单头与流量表出气口相接，面罩扣住老年人口鼻。

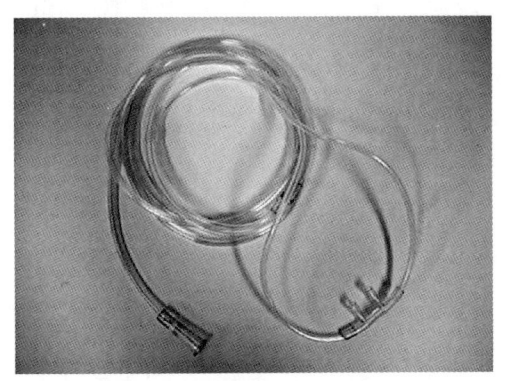

图 2-2-55　一次性双侧鼻导管式吸氧管

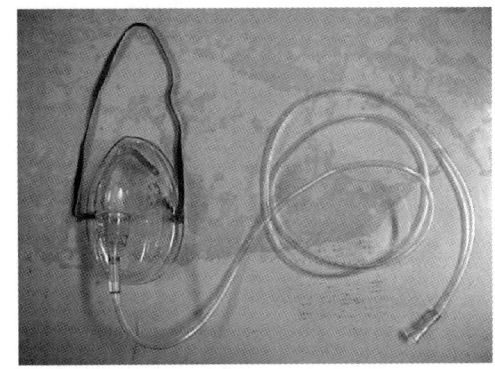

图 2-2-56　一次性吸氧面罩

三、氧气吸入的概述

老年人一旦出现缺氧的表现，应立即报告，并给予相应措施。为了改善、解除老年人缺氧症状，经常采取氧气吸入的操作。

1. 氧气吸入的概念

氧气吸入是指给老年人吸入高于空气中氧浓度的氧气，是以改善老年人组织缺氧为目的一种治疗方法。

2. 氧气吸入的适用范围

氧气吸入常用于改善老年人缺氧症状，作为氧疗的一种途径，如今也用于老年人日常保健。

3. 氧气吸入的类型

（1）鼻导管式

1）单侧鼻导管式。单侧鼻导管式是将一细导管插入一侧鼻孔，达鼻咽部。此方式节省氧气，但会刺激鼻腔黏膜，长时间应用老年人会感觉不适。

2）双侧鼻导管式。双侧鼻导管式是将双侧鼻导管插入老年人双侧鼻孔内,深约1厘米,并固定。适用于长期用氧的老年人。

（2）面罩式

面罩式是将吸氧面罩罩于老年人口鼻部,该法氧流量需求大,需氧6～8升/分钟。

（3）氧气枕式

在转运老年人途中,可用氧气枕代替氧气装置。氧气枕为一长方形橡胶枕,枕的一角有橡胶管,上有调节器以调节流量。使用前先将枕内灌满氧气,接上吸氧导管或吸氧面罩,调节流量即可给氧。

四、吸氧操作的方法

1. 装表方法

（1）氧气筒装置装表方法

1）将氧气筒置于架上或平放于地面上,用扳手夹紧总开关旋钮逆时针旋转,将总开关打开,使小量氧气从气门冲出,随即顺时针旋转关好总开关,以达清洁该处的目的,避免灰尘吹入氧气压力表内。

2）将氧气压力表的螺帽与氧气筒的螺丝接头衔接,用手向下旋紧,然后将表稍向后倾,再用扳手进一步向下旋紧。

3）旋开总开关,再向上旋转打开流量调节阀,检查氧气流出是否通畅,全套装置有无漏气,最后向下旋转关闭流量调节阀,推至床旁待用。

（2）中心供氧装置装表方法

顺时针旋转流量调节阀旋钮,关闭流量调节阀,将定位鞘插入快速插座,听到"咔"的一声响后即表明连接成功,如图2-2-57所示。

2. 检查氧气管路是否通畅的方法

在将吸氧管与氧气表相接,打开流量调节阀后,检查氧气管路是否通畅常用两种方法。

（1）面感

左手将吸氧管头贴近操作者面部,感

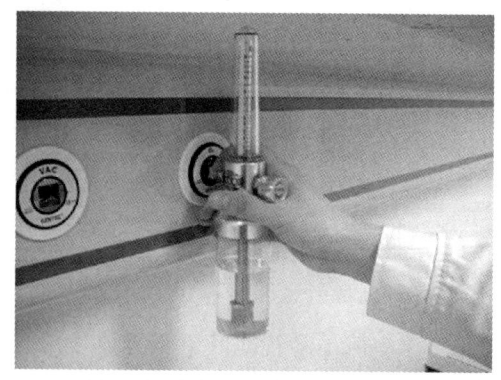

图2-2-57　流量表定位鞘插入插座

觉是否有气流吹出，如图 2-2-58 所示。

（2）观察气泡

将吸氧管头放入装有灭菌蒸馏水或冷水的杯中，观察是否有气泡冒出。

3. 检查、清洁老年人鼻孔方法

（1）检查老年人鼻孔方法

用食指分别轻压老年人双侧鼻孔，检查是否柔软，有无硬结，如图 2-2-59 所示，并询问老年人"通不通""痛不痛""有没有鼻部疾病或有无做过鼻部手术"等，并观察老年人鼻孔内是否有血痂等。

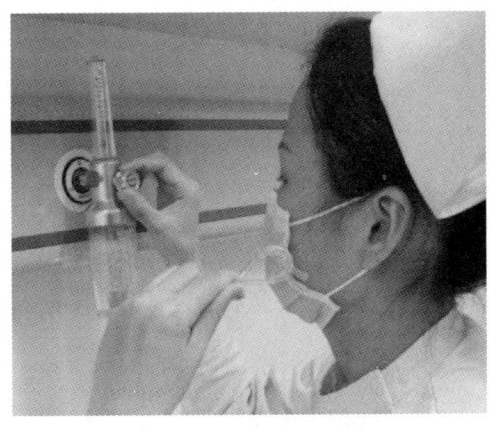

图 2-2-58　面感法检查吸氧管路是否通畅

（2）清洁老年人鼻孔方法

取一根棉签蘸蒸馏水或冷开水伸入一侧鼻孔约 2 厘米，紧贴鼻腔黏膜轻轻旋转，清洁鼻腔，同样方法清洁另一侧鼻孔。

4. 固定吸氧管的方法

（1）固定一次性双侧鼻导管式吸氧管

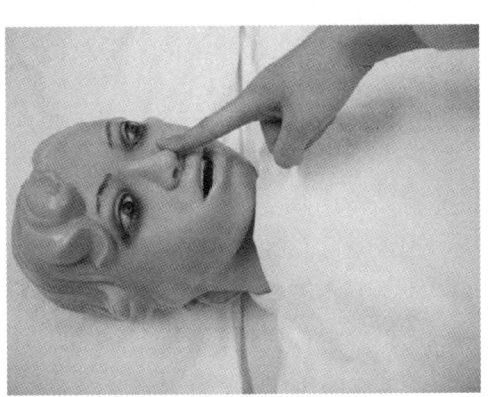

图 2-2-59　检查鼻孔

将双头插入老年人双侧鼻孔，导管绕过老年人双耳至下颌锁住，或至头顶锁住，如图 2-2-60 所示。必要时，可再用别针将导管固定在床上。

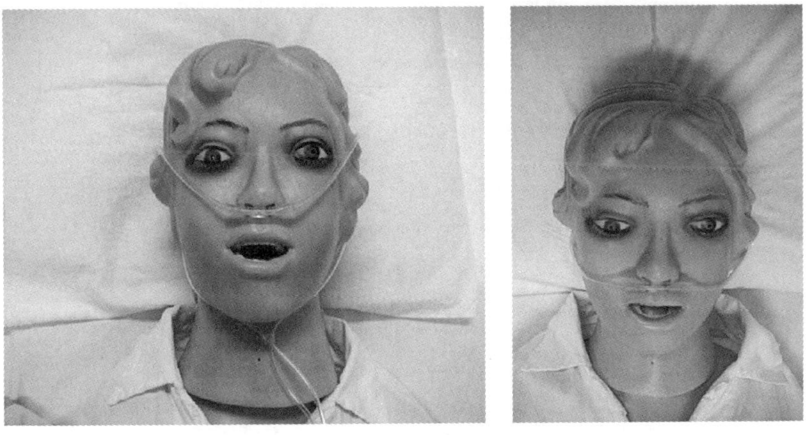

图 2-2-60　固定一次性双侧鼻导管式吸氧管

（2）固定一次性吸氧面罩

将吸氧面罩扣住老年人口鼻，窄头朝鼻侧，宽头朝下颌侧，将面罩两侧松紧带绕到头后侧固定面罩。

5.氧气吸入操作步骤

步骤1　携用物至床旁

携用物至床旁，向老年人解释，取得老年人配合。

步骤2　协助连接装置

协助医护人员连接氧气表与氧气筒。

步骤3　清洁鼻孔

检查并用棉签蘸水清洁老年人双侧鼻孔。

步骤4　连接吸氧

协助医护人员取吸氧管与氧气流量表出口接头相连，将吸氧管单头插至流量表出口接头的底部，如图2-2-61所示。

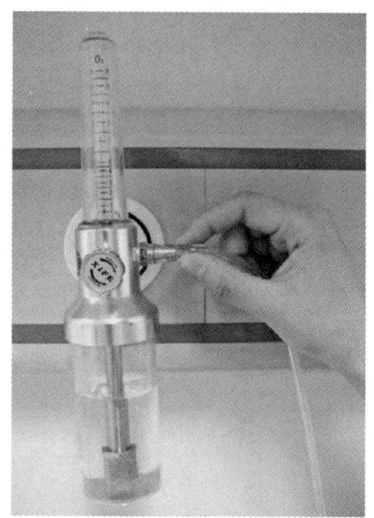

图2-2-61　将吸氧管与氧气流量表出口接头相连

步骤5　给氧固定

协助医护人员打开流量调节阀，遵医嘱调节氧流量，如图2-2-62所示，用面感法或观察气泡法检查吸氧管路通畅后，为老年人固定吸氧管。

步骤6　观察老人缺氧症状是否缓解，即呼吸困难是否缓解、紫绀现象是否缓解等，并记录吸氧前老年人的症状、吸氧时间及吸氧后老年人症状的好转情况。

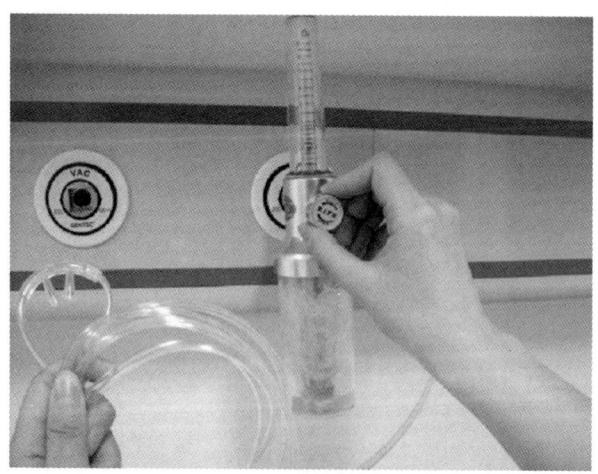

图2-2-62　调节氧流量

6. 氧气筒装置停氧流程

（1）松开氧气管的锁圈，摘下吸氧管（或轻轻摘下面罩的松紧带，顺势取下面罩）。

（2）关闭流量调节阀。

（3）取下吸氧管，缠绕成圈，放入袋内避污保存。

（4）用扳手关闭氧气筒总开关。

（5）打开流量表调节阀，放尽余气。

7. 中心供氧装置停氧流程

（1）松开氧气管的锁圈，摘下吸氧管（或轻轻摘下面罩的松紧带，顺势取下面罩）。

（2）关闭流量调节阀。

（3）取下吸氧管，缠绕成圈，放入袋内避污保存，如图 2-2-63 所示。

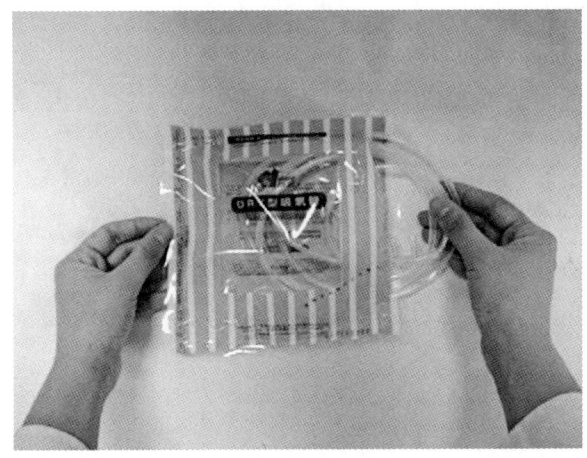

图 2-2-63　避污保存吸氧管

（4）用手重压白色区域，取下氧气表。

（5）注意事项

1）在给老年人戴吸氧管前应先调节好氧流量，以免损伤老年人鼻黏膜；在停止氧气吸入时，要先为老年人摘下吸氧管，后关闭氧流量调节阀，以免影响老年人的呼吸。

2）清洁老年人一侧鼻孔时可使用多个棉签，以清洁干净为准，但不可同一棉签清洁双侧鼻孔。

3）给老年人进行氧气吸入前应确保氧气管道的通畅，并随时观察老年人氧气吸入的效果。

五、氧气装置的维护

氧源应定时查看压力是否正常，一次性吸氧管需每周更换一次。

六、安全用氧的注意事项

1. 严格遵守操作规程，注意用氧安全，切实做好"四防"，即防震、防火、防热、防油。氧气筒内的氧气是以 15.1 兆帕灌入的，筒内压力很高。因此，搬运氧气筒时避免倾倒撞击，防止爆炸。因氧气助燃，故氧气筒应放在阴凉处，筒周围严禁烟火和易燃品，至少距明火 5 米，暖气 1 米。氧气表及螺旋口上勿涂油，也不可用带油的手拧螺旋，避免引起燃烧。

2. 氧气筒内氧气不可用尽，压力降至 498 千帕时，即不可再用，以防灰尘进入筒内，导致再次充气时发生爆炸。

3. 对未用和已用完的氧气筒应分别注明"满"或"空"的字样，便于储备，以应急需。

康复护理

- 课程 3-1　康乐活动照护
- 课程 3-2　功能锻炼

课程设置

课程	学习单元	课堂学时
☞ 3-1 康乐活动照护	带领认知障碍老年人进行文娱活动	4
☞ 3-2 功能锻炼	（1）帮助肢体障碍的老年人进行功能训练	4
	（2）帮助尿失禁老年人进行功能训练	4

课程 3-1　康乐活动照护

学习内容

学习单元	课程内容	培训建议	课堂学时
带领认知障碍老年人进行文娱活动	1）认知障碍概述	（1）方法：讲授法、演示法 （2）重点与难点：认知障碍老年人文娱活动方法	4
	2）文娱活动概述		
	3）认知障碍（老年性痴呆）老年人文娱活动方法		
	4）认知障碍（老年性痴呆）老年人文娱活动注意事项		

模块 3　康复护理

学习单元　带领认知障碍（老年性痴呆）老年人进行文娱活动

一、认知障碍概述

认知是指人类大脑执行高级活动的功能，包括感知觉、注意、记忆、语言、思维、意识，甚至情绪等。认知是人们为适应周围环境赖以生存的必要条件。认知障碍是认知过程一方面或多方面的损害，它主要是由发育和学习迟滞、脑外伤或颅脑疾病（如中风、脑外伤、帕金森病、阿尔茨海默病、多发性硬化症、精神分裂症和其他慢性疾病）、社会文化状况（如环境剥夺）等导致的。认知障碍包括轻度认知功能损害和痴呆。

1. 痴呆的定义

痴呆是一种由于脑功能障碍而产生的获得性智能损害综合征，表现为智力及认知功能的减退和行为人格的改变。痴呆对老年人危害甚大。

2. 老年性痴呆的临床表现

（1）记忆障碍

老年性痴呆最初的症状是记忆障碍，主要表现为近期记忆的减退，如有些事情无论向他述说几遍也会立即忘记，刚放置的东西就忘掉所放的位置，做菜时已放过盐过一会儿又放一次，刚买的东西就忘记拿走；而对过去的、曾有深刻印象的事件，如过去经历过的战争、参加过的某种政治活动、失去的亲人等则记忆较好，即所谓远期记忆保持较好。但是，随着疾病的发展，远期记忆也会逐渐丧失，如把过去发生的事情说成是现在发生的，把几件互不关联的事情串在一起，张冠李戴，甚至会从头到尾地述说一件根本没有发生过的事情。记忆障碍最严重时，表现为不认识自己的亲人，甚至连镜子或照片中的自己都不认识。

（2）对时间和地点的定向力逐渐丧失

例如，不知道今天是何年何月何日，不清楚自己在何地，出了家门就找不到家等。

（3）计算能力障碍

轻者计算速度明显变慢，不能完成稍复杂的计算，或者经常发生极明显的错误。严重时连简单的加减计算也无法进行，甚至完全丧失"数"的概念。

（4）理解力和判断力下降

理解力和判断力下降表现为对周围的事物不能正确理解，直接影响对事物的推理和判断，分不清主要的和次要的、本质的和非本质的，不能正确地处理问题。

（5）语言障碍

轻者说话啰唆、内容重复、杂乱无章，重者答非所问，内容离题千里，令人无法理解，或经常自言自语，内容支离破碎，或缄默少语，丧失阅读能力。

（6）思维情感障碍

思维常出现片断性，大事被忽略，琐事却纠缠不清，同时伴有情感迟钝，对人淡漠，逐渐发展为完全茫然而无表情，或小儿样欣快症状很突出。有的则出现幻觉，如幻听、幻视等；有的会出现片断妄想，如嫉妒妄想、被偷窃妄想、夸大妄想等。

（7）个性和人格改变

多数表现为自私、主观，或急躁、易怒、不理智，或焦虑、多疑。还有一部分人表现为性格孤僻，以自我为中心，对周围事物不感兴趣，缺乏热情，与发病前相比判若两人。

（8）行为障碍

早期表现为以遗忘为主的行为障碍，如好忘事、遗失物品、迷路走失等。中期多表现为与思维判断障碍和个性人格改变相关的行为异常，如不分昼夜，四处游走，吵闹不休；不知冷暖，衣着杂乱，甚至以衣当裤，以帽当袜；不讲卫生，不辨秽洁，甚至玩弄便溺；不识尊卑，不分男女，甚至有性欲亢进的倾向。

（9）行动障碍

动作迟缓，走路不稳，偏瘫，甚至卧床不起，大小便失禁，不能自主进食，终至死亡。

二、文娱活动概述

在团体护理、老年人护理服务中心等机构，文娱活动大都作为活动护理的一种来进行。所谓的活动护理，是指通过一些创造性活动、游戏等，刺激老年人感官，以期帮助老年人保持或提高大脑及身体机能的一种护理方法。护理员在日常生活中，要为认知障碍的老年人多安排一些适合他们的社交活动和旨在维持其认知和生活功能的文娱活动，以提高他们的生活品质。

1. 文娱活动从评估开始

为认知障碍老年人设计有意义的文娱活动，要基于对老年人的评估。养老机构要在明确老年人各方面需求的基础上为老年人设计和安排多元化的活动。评估有助于确定老年人参与活动的各种特点和需求。正式的初始评估需要将认知障碍老年人和他们的家庭成员都纳入进来，这样可以加深对老年人的了解。评估内容应包括：老年人的认知状况、精神状态、特定的休闲娱乐的兴趣和爱好、文化价值和精神追求、身体活动能力、体力、生活自理能力、对社交的兴趣等。

2. 文娱活动的目标

（1）能够为老年人带来乐趣和满足感，让老年人心情愉悦，并乐于参与。

（2）能够有一定的康复效果，尽可能地维持老年人的认知能力、身体功能和生活功能。

（3）维持和促进老年人的社交功能。

（4）维持老年人的自尊和自信。

三、文娱活动方法

1. 认知训练

认知训练是认知障碍老年人康复训练的重要内容，对延缓老年人智力下降有较好的作用。具体有如下几种训练方法。

（1）记忆和注意力训练

记忆和注意力训练方法很多，例如，可以念一串不按顺序排列的数字，从三位数起，每次增加一位数，如125，2334……念完后立即让老年人复述，直至老年人不能复述为止；也可以给老年人看几件物品，如苹果、饭碗、手机、钢笔等，然后马上收起来，让他回忆刚才看到了什么，物品的数量可由少到多，逐渐增加，观看的时间可由长到短；还可以让老年人按指示完成规定的图案描绘，或按录音机、计算机中的指示执行某个动作。

（2）计算训练

例如，将筷子分成两堆，让老年人比较哪堆多、哪堆少；或让老年人进行简单的家庭消费账目计算，如去商场购买一些日用品，让他计算每样物品各花费了多少钱、共消费了多少钱、还剩多少钱等。

（3）思维训练

可设计有趣的智力游戏，如按图纸搭积木可以训练老年人的逻辑联想能力；用生活中常用的图画卡片，让老年人将动物、植物、生活用品等分开归类能训练老年人的分析和综合能力。

2. 日常生活能力和社会适应能力训练

日常生活能力训练能使老年人保持其基本日常生活习惯，如督促老年人每日按时自行洗漱、梳头、刮胡须、如厕、洗脚、活动等，能延缓其大脑功能的衰退，促进认知障碍老年人的康复，提高老年人日常生活能力，改善其生活质量。

（1）训练自我照护能力

对于轻中度痴呆的老年人，应尽可能指导其进行生活技能的训练，督促和提醒他们主动完成日常生活活动，不要简单包办代替，也可同老年人共同商量，制订有目的、经过选择的、对促进日常生活功能有利的作业活动，规定每天定时完成。这即是所谓"家庭作业"疗程，如规定每天扫地、拖地板、洗衣服等的次数、时间。随着病情的加重，应根据老年人的身体状况来安排家庭日常劳动，尽量让老年人做力所能及的家务活，要允许老年人有充分时间完成，不要限定时间催促其完成。从简单的到复杂的日常功能训练，可保持老年人较完善、独立的自理生活能力。

（2）开展适宜的娱乐活动

根据认知障碍老年人的能力开展适宜的娱乐活动，如唱歌、画画、下棋、打扑克等，或动作简单的保健操等。

（3）妥善安排老年人家庭、社会活动

应鼓励和引导老年人参加集体活动，使其尽量不脱离家庭和社会，如家庭聚会、社区老年人的活动等。

综合实训

1. 实训任务

某养老机构下午一点在康复室集中组织认知障碍老年人进行注意力训练。以小组为单位,配备两位护理员,一位是主要的带领者,另一位是助手,参加人数需要控制在4~6位。如果活动的内容需要高度的注意力(如绘画),组员人数可以更少些。

对轻度认知障碍的老年人进行注意力的训练,能够提高老年人听从简单或复杂指导的能力,提高老年人在这个过程中完成几个步骤的能力及专心于现在任务的能力。活动小组要有明确的目标,每位参与的老年人也要有不同的短期目标。

2. 操作准备

(1)带组的护理员需要具备良好的沟通技巧和带组技能。

(2)护理员全面评估老年人的身体状况、所患疾病的程度等,与老年人及家属充分沟通,了解老年人的生活习惯、爱好等。

(3)准备环境。选择老年人熟悉的、安全的环境。环境温度要适宜,光照要柔和而充足。

(4)准备器具。准备适合老年人的训练用具,如静止钓鱼盘4~6个或电动钓鱼盘4~6个,环形办公桌1个,座椅若干(座椅要结实稳固)。

3. 操作步骤

步骤1 评估

护理员应全面评估老年人的身体状况及所患疾病的程度等,与老年人及家属充分沟通,了解老年人的生活习惯、爱好等。

步骤2 制订训练方案

根据老年人的情况和医生的康复计划制订适合老年人的康复训练方案,内容包括要达到的目标、每天的训练内容、训练时间等。

步骤3 进行康复训练

带领老年人进行康复训练时护理员要尊重老年人,以缓慢温和的语速告诉老年人每一项操作的步骤,并把每一步的具体动作加以分解,反复示范,指导老年人练习,多用表情和手势,得到老年人的反馈后再开始下一步,不可操之过急,决不能训斥甚至嘲笑老年人,以免伤害老年人的自尊心,以致其拒绝今后的训练。

步骤4 观察记录

在康复训练过程中护理员要随时观察老年人的反应,发现异常立即停止,老年人的表现有进步时要及时给予鼓励,并适当奖励。护理员要与老年人沟通康复训练的感受,及时记录"训练日志",日志内容包括训练完成情况、老年人的特殊行为和症状发生时间、持续长短及发生时的情景。

4. 注意事项

（1）护理员必须尊重、理解认知障碍老年人，实事求是，恪尽职守。

（2）护理员要依据老年人认知障碍的程度和老年人的兴趣爱好选择不同的训练项目，康复训练要有规律性和趣味性。

（3）为避免认知障碍老年人走失，应提供安全、封闭的康复训练环境。有些老年人可随身携带注明老年人基本情况和联系人、联系方式的卡片。

课程3-2 功能锻炼

学习内容

学习单元	课程内容	培训建议	课堂学时
（1）帮助肢体障碍的老年人进行功能训练	1）肢体障碍概述 2）肢体障碍老年人康复训练方法 3）肢体障碍老年人康复训练注意事项	（1）方法：讲授法、演示法 （2）肢体障碍老年人评估和康复训练方法	4
（2）帮助尿失禁老年人进行功能训练	1）尿失禁概述 2）尿失禁的评估 3）尿失禁康复功能训练的方法 4）尿失禁康复功能训练注意事项	（1）方法：讲授法、演示法 （2）重点与难点：尿失禁评估和康复功能训练的方法	4

学习单元 1　帮助肢体障碍老年人进行康复训练

一、肢体障碍概述

肢体障碍一般是指某处或连带性的肢体不受思维控制运动或受思维控制但不能完全按照思维控制去行动。例如，中风老年人的肢体有感觉但不能受意识支配；帕金森病老年人的肢体不受思维意识控制时会自然地摆动，思维控制运动时又不能自主性运动。

二、肢体障碍老年人康复训练方法

1. 运动功能康复训练

老年人运动功能康复训练包括床上翻身、桥式运动、坐位训练、站位训练和步行训练。

（1）床上翻身

在病情允许的情况下，应训练老年人自己进行翻身。自己翻身的关键是利用健侧肢体的力量。具体做法是老年人仰卧，健侧先屈髋屈膝，健侧手握住患侧手，双手上肢前伸90度，头转向要翻向的一侧，用健侧上肢带动患侧上肢来回摆动2~3次后，借助惯性翻向患侧或健侧。熟练后上述动作可一次完成。

（2）桥式运动

桥式运动能帮助老年人增加躯干的运动，可以抑制下肢伸肌痉挛，并有利于提高骨盆对下肢的控制和协调能力，是成功站立和步行训练的基础。一旦老年人能熟练地完成桥式运动，就可以随意地抬起臀部而使其处于舒适的位置，进而减少压疮的发生。老年人在疾病的急性期也可用此姿势放置便盆和更换衣服，因姿势像"桥"而得名，并分为双桥和单桥运动形式。具体做法是老年人仰卧，双腿屈曲，然后伸髋、抬臀，并保持，此为双桥运动形式；若老年人病腿屈曲，健腿伸直，然后伸髋、抬臀，并保持，此为单桥运动形式。训练时两腿之间可夹持枕头或其他物体。

（3）坐位训练

1）坐位平衡训练。坐位平衡可分为三级：静态平衡、自动平衡和动态平衡。

①一级坐位平衡是静态平衡。静态平衡是老年人最早就能进行的相对容易完成的动作。训练时让老年人坐在椅子上或床边，双足平放于地上，双手放于膝部，保持稳定，如有困难可稍加帮助调整相应部位。开始时老年人多易向患侧倾倒，可以先用健侧手握住患侧手，上肢前伸90度来保持坐位平衡，这样既可以牵伸痉挛的侧屈肌，也可辅助坐位平衡训练。另外，也可以被动牵伸患侧屈肌。坐位平衡训练时，老年人前面可放一面镜子（姿势镜），以弥补位置视觉障碍的影响，使老年人能通过视觉不断调整自己的体位。静态平衡完成好后，再进行下一级训练。

②二级坐位平衡是自动平衡。自动平衡是指自行躯干腰部活动，目的是训练动态下的平衡，让老年人去取不同方向、高度的目标物或转移物品，由近渐远增加困难程度。

③三级坐位平衡是动态平衡。动态平衡是指在静态平衡下护理员从前后左右各个方向给老年人施加推力，打破静态平衡，使老年人尽快调整体位达到平衡状态。护理员在给予推力的同时应注意保护老年人以防止其摔倒。

平衡训练可不断增强老年人躯干肌的控制能力，提高平衡反应水平，为站立行走做好准备。在此训练中应诱发出患侧的保护性姿势反射，以促进老年人康复。

2）坐位下的患肢持重训练。老年人取坐位，双足平放于地面，健侧手握住患侧手，上肢前伸90度，肩充分前伸，躯干前倾并抬头，向前向患侧方向触及目标物。此过程中老年人应足跟向下用力，将体重渐移至患侧下肢。训练时护理员应注意老年人足跟不能离地，不能出现前脚掌用力下蹬的现象，更不能试图使健腿单独过度用力，否则极易引起踝阵挛。

3）坐——站起训练。老年人坐在床边或椅子上，一般足跟距边缘5厘米左右，双足在同一水平线或患足稍偏后，上肢像上述前倾持重训练一样，躯干前倾，双脚负重，将重心向前移到足前掌部，伸膝伸髋，抬臀离开床面后挺胸直立。护理员可在患膝和髋部给予帮助。老年人站起后护理员可继续用膝顶住患膝，防止"打软"。注意，此过程中护理员应防止老年人在站立瞬间健足后移，造成健下肢单独负重站起的情况。护理员可用足将患者患足后跟抵住。此训练是躯干前倾式屈髋的过程，而不是弯脊柱和低头。

4）站——坐下训练。由站立到稳定地坐下训练与坐——站起训练相反，但更难以完成。因为这一训练主要是通过股四头肌的离心性收缩来控制，要求下肢肌群具有更好的协调作用。开始，护理员可帮助老年人屈膝、上提腰带，控制其坐下的速度。

5）坐位的上肢训练。耸肩运动、上肢反射抑制肢位下肩胛活动、双上肢上举和患肢独立主动上举训练等卧位时的上肢训练也应该在坐位状态下继续进行。

（4）站位训练

1）站立平衡训练。站立平衡训练是指站立位的静态平衡、自动平衡和动态平衡训练，方法基本同坐位平衡训练，但保持站立位平衡还需要膝、踝、髋关节的稳定控制。此时利用姿势镜仍是必要的。在静态平衡的情况下，可以继续训练患侧下肢持重：两足稍分开，让老年人将重心移向患侧，可以利用磅秤或感知承重的生物反馈仪进行训练，并逐渐提高持重训练的目标。

2）站立位的屈膝训练。老年人站在墙前，股部接触墙面，以保证做屈膝动作时髋保持伸展。

3）膝关节稳定性控制。膝关节不稳定表现为站立和行走时膝"打软"或"过伸"，老年人因为无力控制而通过过伸"锁住"关节来求得稳定。训练时，老年人在站立位下尽可能患肢持重，上肢可扶持肋木、平衡杠或桌椅，进行患膝0~15度范围内的有控制的缓慢活动。该训练也可在床上或坐位状态下进行，由护理员提供帮助，一手通过足底施加推力，另一手放在膝关节处，膝伸屈时上下引导控制活动范围。

（5）步行训练

1）手杖步行。手杖步行实现三点支持步行。但考虑到使用手杖很容易造成全部由健侧负重的状态，即当老年人迈患腿时躯干进一步向手杖方向倾倒，使患侧躯干短缩，上肢及手屈曲痉挛加重，因此最好不要一开始就利用手杖进行步行训练。一般对于病重的老年人、预测以后不能恢复至独立行走或稳定性差的老年人，以及必须使用辅助器步行的老年人，应较早给予手杖步行的训练指导。

2）上、下楼梯训练。由于下肢有一定的伸肌异常运动模式，伸膝会使踝跖屈内翻，使老年人感觉患腿长，不得不向健侧侧身。正确的上下楼训练方法是：上楼先上健腿，后上患腿；下楼先下患腿，再下健腿。

2. 日常生活自理能力和社会适应能力训练

肢体障碍老年人进行日常生活自理能力和社会适应能力训练的目的是争取生活自理，并可以进行必要的家务和户外活动，增强老年人独立自主的精神，提升生活质量。训练内容包括洗脸、刷牙、梳头、洗澡、穿脱衣服、进食、完成各种家务劳动等。生活自理能力和社会适应能力训练也是一个长期循序渐进的过程，要将康复训练融入日常生活中进行。由于老年人存在肢体功能障碍，在康复训练的基础上多需要一些辅助器具协助完成，如沐浴可以使用沐浴凳、长柄洗浴刷、弯柄洗浴刷、吸盘式刷子来帮助老年人坐下沐浴；手握力不足的老年人可利用启盖器，以较小的力量开启瓶子、罐头等容器的盖子；手肌力不足或患有关节炎的老年人，可利用能够增加力矩的多用把手操作开关；等等。

综合实训

1. 实训任务

在养老机构内，组织有站立能力、不能行走的老年人进行每天1～2次的起坐、站立训练，增加老年人下肢的力量，一方面为进一步行走做准备，另一方面也可增加老年人的活动能力，减缓肢体残疾的进程。

2. 操作准备

（1）首先与老年人及家属充分沟通，说明训练的目的，取得老年人及家属的理解与配合。护理员每天在协助老年人训练前，要全面评估老年人的身体状况、疾病的程度等，判断老年人是否能够配合训练，必要时可进行血压的测量。

（2）准备环境。选择老年人熟悉、安全的环境，如康复室、活动室、宽敞的大房间等。

（3）准备器械。准备有扶手的椅子若干，要求质量好、牢固、稳定性好，老年人坐在椅子上进行训练时，椅子不易移动。

3. 操作步骤

步骤1　评估

护理员应全面评估老年人的身体状况、疾病的程度等，与老年人及家属充分沟通，了解老年人的个性特点等。

步骤2　制订训练方案

根据老年人的情况和医生的康复计划制订适合老年人的康复训练方案，内容包括要达到的目标、每天的训练内容、训练时间等。

步骤3　进行康复训练

帮助老年人进行康复训练时护理员要尊重老年人，以缓慢温和的语速告诉老年人每一项操作的步骤，并把每一步的具体动作加以分解，反复示范，指导老年人练习，得到老年人的反馈后再开始下一步，不可操之过急，决不能训斥甚至嘲笑老年人，以免伤害老年人的自尊心，以致其拒绝今后的训练。

步骤4　观察记录

康复训练过程中护理员要随时观察老年人的反应，发现异常立即停止，老年人的表现有进步时要及时给予鼓励，并适当奖励。护理员要与老年人沟通康复训练的感受，及时记录老年人训练的情况，发现问题及时改进。

4.注意事项

（1）依据老年人的肢体障碍情况选择不同的康复训练项目。

（2）肢体障碍老年人的康复训练要有计划性、规律性，并持之以恒。

（3）护理员要尊重、理解肢体障碍的老年人，鼓励老年人和家属主动参与、积极配合训练。

学习单元2　帮助尿失禁老年人进行功能训练

一、尿失禁概述

尿失禁是指因膀胱括约肌损伤或神经功能障碍而丧失排尿自控能力，使尿液不自主地流出的现象。尿失禁按照症状可分为充溢性尿失禁、无阻力性尿失禁、反射性尿失禁、急迫性尿失禁及压力性尿失禁五类，其中压力性尿失禁常见于老年人。压力性尿失禁又称张力性尿失禁，是因腹内压增高，导致直立或行走时由于尿道括约肌弛缓和无力形成的尿液不随意地流出的疾病。

二、尿失禁评估

尿失禁评估可以判断老年人有无尿失禁，判断尿失禁的诱因和类型，判断老年人的日常生活能力和自护能力，为制订尿失禁功能训练方案提供依据。护理员只有正确评估尿失禁，才能进一步制订训练方案，对老年人进行功能训练。常见的尿失禁评定量表见表3-2-1。

表 3-2-1　尿失禁评定量表

序号	评定项目	评分标准	得分	
			第一次	第二次
1	您溢尿的次数？	0= 从来不溢尿 1=1 星期溢尿≤1 次 2=1 星期溢尿 2~3 次 3=1 天大约溢尿 1 次 4=1 天溢尿数次 5= 始终溢尿		
2	在通常情况下，您的溢尿量是多少（不管您是否使用了防护用品）？	0= 不溢尿 2= 少量溢尿，常感会阴部是湿的，或用尿垫 1 块 / 天 4= 中等量溢尿（内裤常被尿湿，或用尿垫 2 块 / 天） 6= 大量溢尿（外裤常被尿湿，或用尿垫≥3 块 / 天，或不小心时尿液可沿大腿流下）		
3	总体上看，溢尿对您日常生活影响程度如何？	请在 0（表示没有影响）~10（表示有很大影响）之间选择某个数字		
4	什么时候发生溢尿？	1= 从不溢尿 2= 在睡着时溢尿 3= 在活动或体育运动时溢尿 4= 在无明显理由的情况下溢尿 5= 未到厕所就会有尿液漏出 6= 在咳嗽或打喷嚏时溢尿 7= 在小便完和穿好衣服时溢尿 8= 在所有时间内溢尿		
	评定总得分			
评价标准	评分标准：0 分为正常，1~7 分为轻度，8~14 分为中度，15~21 分为重度			
评定结果	第一次：正常□（轻□中□重□）度尿失禁		第二次：正常□（轻□中□重□）度尿失禁	

三、尿失禁老年人功能训练方法

1. 盆底肌肉训练

护理员指导老年人在不收缩下肢、腹部及臀部肌肉的情况下自主收缩耻骨、尾骨周围的肌肉（会阴及肛门括约肌），每次收缩维持 10 秒，重复做 10 次为 1 组，一天做 3 组。盆底肌肉训练可以减少漏尿的发生。

2. 尿意习惯训练

尿意习惯训练应在特定的时间进行，如餐前 30 分钟、晨起或睡前，鼓励老年人排尿。例如，白天每 3 小时排尿一次，夜间两次，具体可根据老年人的实际情况进行调整，原则是逐渐延长排尿的时间间隔，以逐步增加膀胱容量。

■ 综合实训

1. 实训任务

在养老机构内，护理员组织有压力性尿失禁的老年人进行盆底肌肉训练，改善盆底肌肉张力，强化其对排尿的控制力，改善漏尿情形。对于不能活动、卧床的老年人，可在床边指导老年人进行训练。组织可以行走或坐轮椅的老年人，在单独的房间进行训练，可男女分组进行，每天上、下午各组织一次。训练由两名护理员共同参与，一人指导大家进行练习，一人观察训练过程中老年人的主诉，有特殊情况时协助处理。

2. 操作准备

（1）全面评估老年人的身体状况及意愿。

（2）与老年人及家属充分沟通，说明进行盆底肌肉训练的目的。

（3）物品准备：安全、稳定、有扶手或约束带的椅子数把，以及纸尿裤、集尿器、干净衣服等。

（4）环境选择：尽量选择单独的房间，注意对老年人隐私的保护，避免打扰。

3. 操作步骤

步骤 1　评估

护理员应全面评估老年人的身体状况、疾病的程度等，与老年人及家属充分沟通，了解老年人排尿的实际间隔时间、每天的饮水量等情况。

步骤2 制订训练方案

根据老年人的情况和医生的康复计划制订适合老年人的康复训练方案,内容包括要达到的目标、每天的训练内容、每天的饮水量等。

步骤3 进行康复训练

实施康复训练时护理员要先向老年人说明进行功能训练的目的、方法和时间,按时给老年人饮水,尊重老年人,一旦老年人发生尿失禁的情况,要立即协助老年人更换干净的衣服、床单,决不能训斥甚至嘲笑老年人,以免伤害老年人的自尊心。准确记录排尿时间和尿量。

步骤4 观察记录

护理员在训练过程中要随时观察老年人的反应,发现异常立即停止。护理员要与老年人沟通功能训练的效果,发现问题及时改进。

4. 注意事项

(1)依据老年人的情况选择适合的康复训练方法。

(2)护理员要尊重、理解尿失禁老年人。

(3)护理尿失禁老年人时应注意保持其皮肤的清洁、干燥,预防压疮的发生。

(4)教育、鼓励老年人正确对待尿失禁,主动参与、积极配合尿失禁的康复训练。

模块 4 心理护理

- 课程 4-1　心理疏导
- 课程 4-2　心理保健

课程设置

课程	学习单元	课堂学时
4-1 心理疏导	（1）对老年人心理变化的观察	4
	（2）对老年人不良情绪的疏导	4
4-2 心理保健	（1）老年人及家属的心理健康教育	4
	（2）老年人交往环境的营造	2
	（3）老年人兴趣活动的设计	2

课程 4-1　心理疏导

学习内容

学习单元	课程内容	培训建议	课堂学时
（1）对老年人心理变化的观察	1）老年人正常的心理变化 ①记忆力的变化 ②智力的变化 ③老年人情绪的变化 ④老年人人格的变化 2）老年人异常的心理变化 ①离退休综合征 ②老年抑郁 ③老年认知障碍 3）老年人异常心理变化的筛查与识别 ①识别老年抑郁情绪 ②识别老年认知障碍	（1）方法：讲授法、演示法、角色扮演法、案例教学法 （2）重点与难点：老年抑郁量表测评、简易智能状态速检表测评	4

续表

学习单元	课程内容	培训建议	课堂学时
（2）对老年人不良情绪的疏导	1）语言心理疏导技巧 2）非语言心理疏导技巧 3）根据老年人特点进行心理疏导的方法	（1）方法：讲授法、演示法、角色扮演法、案例教学法 （2）重点与难点：语言与非语言心理疏导技巧的运用	4

学习单元1　通过观察发现老年人心理变化

一、老年人正常的心理变化

随着年龄的增长，老年人的心理机能也出现一定程度的老化，老年人在记忆力、智力、情绪、人格等方面会出现一些特殊变化。

1. 记忆力的变化

（1）记忆的概念

记忆是指在头脑中积累和保存个体经验的心理过程，也就是人脑对外界输入的信息进行编码、存储和提取的过程。人们感知过的事情、思考过的问题、体验过的情感或从事过的活动，都会在头脑中留下不同程度的印象，其中有一部分作为经验能保留很长时间，这就是记忆。

1）感觉记忆、短时记忆和长时记忆。根据信息保持时间的长短，记忆可分为感觉记忆（瞬时记忆）、短时记忆和长时记忆。感觉记忆是记忆系统在对外界信息进行进一步加工之前的暂时记忆，保存时间很短，为0.25~2秒；短时记忆对信息的保持时间为1分钟左右，是信息从感觉记忆到长时记忆之间的一个过渡阶段；长时记忆是储存时间在1分钟以上甚至是许多年的记忆，容量没有限制。任何信息都必须经过感觉记忆和短时记忆，才可能转入长时记忆。长时记忆的信息提取有再认和回忆这两种基本形式。再认是人们对感知过、思考过或体验过的事物，当它再度出现时，仍能认识的心理过程，例如好友重逢时能认出对方，旧地重游时有熟悉感；回忆是人们对过去经历的事物以形象或概念的形式在头脑中重新出现的过程，例如，节日的情景使人想起远方的亲人。

2）情景记忆和语义记忆。长时记忆可以分为两类，即情景记忆和语义记忆。情景记忆是人们根据时空关系对某个事件的记忆，这种记忆与个人的亲身经历分不开，例如想起自己参加过的一次聚会，或曾经去过的地方；语义记忆是人们对一般知识和规律的记忆，与特殊的时间和地点无关，如记忆单词、概念、公式、符号、规则等。

3）陈述性记忆和程序性记忆。陈述性记忆是对有关事实和事件的记忆，可以通过语言传授，例如在课堂上学习的课本知识、日常的生活常识；程序性记忆是对如何做事情的记忆，通常包含一系列复杂的动作过程，有时难以用语言表述清楚，往往需要通过多次尝试才能逐渐获得，例如对游泳、做饭、骑自行车等技能的记忆。

4）内隐记忆和外显记忆。内隐记忆是在无意识或不需要有意回忆的条件下，个体的过去经验对当前任务自动产生的影响；外显记忆则是在意识的控制下，过去经验对当前任务产生的有意识的影响。

（2）老年人记忆力的变化特点

从总的发展趋势来看，随着年龄增长，老年人的记忆力有所减退。因此，老年人往往给人一种"健忘"的印象。一般来说，人的记忆力在50岁时就开始出现减退；70岁以后，记忆力减退更加明显；过了80岁，记忆力减退非常迅速。尽管总体趋势如此，但并非所有老年人的记忆力都会出现明显下降。记忆力下降的速度和程度存在很大的个体差异，年龄相仿的老年人中，有些仍能保持很好的记忆力，但有些则出现明显的记忆力下降。

通常，老年人的记忆力下降表现为以下特点：①短时记忆明显减退，尤其是70岁以后减退得更加明显，记忆的速度和广度明显下降，对最近发生的事情记忆变差，而对远期发生的事情能保持较好的记忆。②情景记忆能力明显下降，而语义记忆、程序性记忆和内隐记忆衰退不明显。③对信息的回忆能力衰退明显，而再认能力衰退不明显。④不善于主动运用记忆策略，如果提醒或训练老年人使用记忆策略，老年人的记忆成绩会提高。另外，老年人提取信息的速度比较慢，如果给出一些提示，或给长一些的时间让老年人回忆，老年人通常能想起来。

2. 智力的变化

（1）智力的概念

智力是指人认识、理解客观事物，并运用知识、经验等解决问题的能力，包括记忆、观察、想象、思考、判断等。人的智力可分为两种类型，即液态智力和晶态智力。具体来说，液态智力是指学习和解决问题的能力，如注意力、反应速度、思维敏捷度等，主要与神经的生理结构和功能有关；晶态智力是后天获得的与知识、文化及经验积累有关的能力，如词汇、理解力、常识等。

（2）老年人智力的变化特点

从一生的发展历程来看，智力在20岁左右时达到最高峰，之后开始逐渐下降，50岁时下降10%，60岁时下降20%，70岁时下降30%。但分别从液态智力和晶态智力来看，老年人的液态智力出现明显减退，但晶态智力并不随年龄增长出现减退，有些老年人甚至还有所提高，直到70岁或80岁以后才出现减退，而且减退的速度比较缓慢。

液态智力的高低主要与个体的神经生理功能发展状况有关，老年人由于脑神经功能随年龄增长出现退行性变化，因此液态智力受到较大影响，出现一定程度的衰退。而晶态智力的高低与个体知识的多少、受教育程度和学习机会有密切关系。随着知识和人生阅历的积累，老年人的晶态智力仍保持较好。因此，不应笼统地说智力随年老而减退，晶态智力可以弥补液态智力的减退，而使老年人的智力基本保持正常。

3. 情绪的变化

（1）情绪的概念

情绪是指人对客观事物是否符合自己的需要而产生的态度体验及相应的行为反应。人在社会生活中，不可避免地会遇到得失、荣辱、顺逆等各种情境，从而产生喜、怒、哀、乐、忧、愤、憎等不同的情绪状态。

（2）老年人情绪的变化特点

人生阅历的积累，使得老年人的情绪总体上趋于平稳，但这存在很大的个体差异。随着年龄增长，多数老年人喜静不喜动，害怕孤独和被别人嫌弃，他们一方面希望常常与家人在一起亲热相处，但另一方面又担心自己会拖累家人，给亲友带来麻烦和累赘。同时，由于老年人会逐渐面临离退休、子女逐渐离开家、自己身体患病、配偶和亲友死亡等各类重大的生活事件，如果不能很好地适应这些生活事件带来的变化，老年人容易出现抑郁、焦虑、孤独感、无用感、自卑感等负性情绪。其中，对于大多数老年人来说，冲击力最大的生活事件是离退休和丧偶。如果由此产生的负性情绪持续下去，会严重影响老年人的身心健康。

4. 人格的变化

（1）人格的概念

人格也称个性，是指个体在适应社会生活的成长过程中，在遗传与环境交互作用下，形成的独特的、相对稳定的身心结构，包括气质、性格、自我调控等多个成分。气质就是我们平常所说的脾气、秉性，人的气质差异是先天形成的。性格体现了人们对现实和周围世界的态度，并表现在他的行为举止中。性格是在社会生活中逐渐形成的，同时也受个体生物学因素的影响。

（2）老年人人格的变化特点

俗话说，"江山易改，禀性难移"。人格具有一定的稳定性，但随着人生阅历的增长和环境的变化，人格也会发生或多或少的变化。老年人的人格既有稳定、连续的特点，同时也会由于生理因素、环境因素、社会心理因素、人生阅历等方面的影响而发生改变。有些老年人逐渐由外向转为内向，变得更加小心、谨慎，给人以固执、保守、以自我为中心、爱猜疑、爱唠叨的印象。同时，由于脑生理功能的衰退，大部分老年人在生活中常给人以被动、退缩和迟缓的印象。这其实是老年人一种主动的自我保护。进入老年期后，人的活动能力和生理机能逐渐减退，老年人逐渐把有限的能量用在最有效的生存活动上，因此是一种适应性的变化。

老年人的人格类型可归纳为4种。①整合良好型。能正视衰老，生活满意度高，能适应新的生活。②防御型。否认衰老，刻意追求过高的目标，并乐此不疲。③被动依赖型。惧怕衰老，强烈依赖和盼望得到别人的关怀和照顾，或对外界缺乏兴趣。④整合不良型。无法适应新的生活，出现明显的心理问题，需要在家庭照料和组织帮助下才能正常生活。

二、老年人异常的心理变化

虽然随着年龄的增长，老年人会出现一些正常的心理变化。但是，由于老年人生理机能的衰退，以及离退休、空巢、丧偶等各类生活事件的冲击，老年人也可能出现一些异常的心理变化。其中最为常见的包括离退休综合征、老年抑郁、老年认知障碍等。

1. 离退休综合征

离退休综合征是指老年人离退休后，不能适应社会角色、生活环境和生活方式的变化，而出现焦虑、抑郁、悲哀、恐惧等消极情绪，或因此产生偏离常态行为的一种适应性的心理障碍。并非所有老年人都会出现离退休综合征，该综合征的出现主要与以下好发因素有关。

（1）性别

通常来说，男性比女性更难适应离退休后的各种变化。主要原因是中国传统的家庭模式是"男主外，女主内"，男性退休后，活动范围由"外"转向"内"，这种转换比女性更为明显，因此容易出现适应障碍。

（2）个性特点

平素严谨、事业心强、工作繁忙的人，容易出现离退休综合征。因为他们过去每天都紧张忙碌，离退休后突然变得无所事事，在心理上难以适应；相反，那些个性较为散漫、平时工作清闲的人，反而不容易出现离退休综合征。

（3）个人爱好

在退休前爱好较少的人，由于退休后失去了精神寄托，生活变得枯燥、乏味，容易出现离退休综合征；而退休前爱好广泛的老年人则不同，工作重担卸下后，可以充分享受闲暇所带来的生活乐趣，不容易出现离退休综合征。

（4）人际关系

不善于交际的老年人容易感到孤独，烦恼无处倾诉，情感需要得不到满足，容易引发离退休综合征；相反，老年人如果人际交往广泛，善于结交新朋友，则不容易出现消极情绪。

（5）职业性质

离退休是一种正常的角色变化，但不同职业群体的人对退休的心理感受不同。通常来说，在工作中担当管理者的老年人，退休前有较高的社会地位和广泛的社会联系，而一旦退休，生活重心变成家庭琐事，社会联系突然减少，因此容易出现离退休综合征；而普通劳动者退休后摆脱了繁忙的工作，有更充裕的时间料理家务、消遣娱乐和结交朋友，并且有养老保险和医疗保险，内心容易满足，不容易出现离退休综合征。

2. 老年抑郁

抑郁是一种感到无力应付外界压力而产生的消极情绪。有抑郁症的老年人约占老年人总数的7%~10%；尤其在患有躯体疾病的老年人中，其发生率可达50%。随着人均寿命的延长和老年性疾病发病率的逐渐增高，抑郁的老年人的数量也相应增高。抑郁常表现为情绪低落、思维迟缓，以及失眠、食欲减退、体重减轻等一系列躯体症状，严重危害了老年人的身心健康。

（1）情绪低落

情绪低落是抑郁的最典型表现。抑郁的老年人终日愁眉苦脸，对外界失去兴趣，体验不到快乐，不愿活动。在抑郁情绪的支配下，抑郁的老年人往往自我贬低和自我谴责，认为自己什么都没做好，谁都对不起，会把一丁点儿大的事夸大成不可饶恕的错误，内心不断责备自己。同时，抑郁的老年人有明显的自卑感，认为别人看不起他、讨厌他、鄙视他，甚至因厌世而产生自杀的念头。

（2）思维迟缓

抑郁的老年人思维活动受到抑制，不能将注意力专注于某件事情，自己感到记忆力明显下降，常常感到脑子变得迟钝，甚至连很简单的问题都难以解决。由此，老年人往往认为自己不中用了，更加深了自卑和自责感。

（3）躯体症状

大多数抑郁的老年人会产生一系列生理上的不适症状，包括全身乏力、失眠、食欲减退、便秘、体重减轻等，有些老年人还会感到胸闷、头疼、背痛、胃痛等，疑心自己患上了多种疾病。

3. 老年认知障碍（老年痴呆症）

前面介绍了老年人记忆力的正常变化特点。但是，如果老年人记忆力在短时间内下降非常明显，而且对日常生活产生了明显影响，则要警惕是不是出现了老年痴呆症。例如，有些老年人经常记不住刚刚发生的事情或重复发生的事情，甚至会重复地购买相同的物品，迷失方向，走不回已经居住了多年的家，还有些老年人把往事都忘得一干二净。老年痴呆症的早期症状表现多样，个体差异很大，主要表现在以下几个方面。但是需要注意，并非所有的痴呆老年人同时存在以下症状，通常以2～3个症状为主。

（1）记忆力下降

记忆力下降是痴呆老年人早期最常见的症状之一。在痴呆的早期，记忆力下降主要表现为近事遗忘严重，常常丢三落四，刚放下电话就忘了是谁打来的，买东西时常常付完钱后把东西遗忘在市场，见到老朋友想不出名字，即使提醒也想不起来。痴呆老年人记忆力的下降会明显影响到日常生活，这是痴呆与健忘的关键区别。在痴呆早期，老年人对往事的记忆力保持完好，因此家人容易忽略老年人的这一症状。如果病情不断加重，记忆力下降会变得更加明显，痴呆老年人将会逐渐忘记往事。

（2）定向力障碍

在患病早期，痴呆老年人表现为对时间或地点的观念差，如有些老年人分不清目前的年份、月份和日期，有些老年人在陌生的地方容易有迷失感，甚至迷路。随着病情加重，痴呆老年人逐渐分不清季节，不能辨认白天和黑夜；外出迷路更加严重，甚至可能走失；逐渐不认识朋友、家人，到疾病晚期，连镜子中的自己也认不出来。

（3）语言能力受损

在患病早期，有些痴呆老年人出现说话忘词、叫不出常用物品名称的情况。例如，手里拿着牙刷，知道这是刷牙用的，也会使用牙刷来刷牙，但是说不出"牙刷"这个名称。随着病情加重，痴呆老年人语言表达和理解能力不断下降，语言表达没有逻辑性，表现为前言不搭后语、答非所问，难以理解抽象的话语。到了疾病晚期，痴呆老年人不能理解别人的话，也不能用语言表达自己的需求。

（4）判断力下降

在疾病早期，痴呆老年人的判断力出现下降。在日常生活中，有些老年人表现为不能根据天气的冷暖增减衣物；还有些老年人变得容易受骗上当，买一大堆无用的保健产品；等等。

（5）抽象思维能力下降

有些痴呆老年人在疾病早期就出现抽象思维能力的障碍。例如，有些老年人对数的概念变得模糊，分不清钱款的数额；有些老年人数学计算能力减退，甚至以前从事会计工作的老年人，发展到简单的加减运算也变成难题。

（6）难以完成熟悉的工作

在疾病早期，痴呆老年人表现为难以完成平日胜任的工作，例如以前总是做饭、自己打理退休金的老年人，现在却出现了应对困难。随着疾病进展，痴呆老年人基本的日常生活能力也出现问题，在穿衣、洗澡、吃饭、大小便控制等方面，需要不同程度的帮助。到疾病晚期，痴呆老年人完全依赖于别人的照顾。

（7）性格改变

在痴呆早期，有些老年人的性格会发生明显变化，变得多疑、自私、爱抱怨、缺乏主动性、对人不热情等。甚至有些老年人跟孙辈争宠，抱怨子女对自己照顾不周，等等。

（8）情绪波动

有些老年人在痴呆早期会出现抑郁症状，因此容易被误诊为抑郁症。还有些老年人变得容易紧张，因为一点儿小事而坐立不安，或情绪不稳定，容易波动，动不动就发脾气或泪流满面。

（9）异常行为

约 80% 的痴呆患者在病程的不同阶段，会出现各种异常行为，尤其在疾病的中期。例如，反复问相同的问题、徘徊（无目的地走动）、藏东西、"收破烂"、无目的行为、不恰当地处理物品、不恰当地穿脱衣服、骂人、摔东西、打人等。

（10）精神症状

有少数痴呆老年人会出现各种精神症状，如幻视、幻听、幻嗅，以及坚信东西被人偷走、坚信配偶对自己不忠、坚信有人要害自己及家人、坚信家人要遗弃自己等妄想症状。

三、老年人异常心理变化的筛查与识别

1. 识别老年人的抑郁情绪

如果发现老年人具有持续两周以上的抑郁、悲观情绪，同时伴有以下症状中的几项，要警惕老年抑郁的可能。①对日常生活丧失兴趣，无愉快感；②精力明显减退，无原因的持续疲乏感；③动作明显缓慢，焦虑不安，易发脾气；④自我评价过低、自责或有内疚感，感到自己犯下了不可饶恕的罪行；⑤思维迟缓，或自觉思维能力明显下降；⑥反复出现自杀观念或行为；⑦失眠或睡眠过多；⑧食欲不振或体重减轻。此时，可使用老年抑郁量表（GDS）（见表 4-1-1）进行抑郁的筛查。该量表用来评定老年人最近一周的情绪状态，是老年人专用的抑郁筛查量表。

（1）评估内容

老年抑郁量表共有 30 个条目，每个条目通过直接询问老年人，选择"是"或"否"，在评估时，先将"是"记为 1 分，"否"记为 0 分。

表 4-1-1 老年抑郁量表（GDS）

请回顾您过去一周内的感受，仔细阅读下列每句话，在符合您自己实际感受的选项序号上打"√"。

项目	是	否
1. 对生活基本上满意	1	0
2. 已放弃了许多活动与兴趣	1	0
3. 觉得生活空虚	1	0
4. 感到厌倦	1	0

续表

项目	是	否
5. 觉得未来有希望	1	0
6. 因为脑子里一些想法摆脱不掉而烦恼	1	0
7. 大部分时间精力充沛	1	0
8. 害怕会有不幸的事落到自己头上	1	0
9. 大部分时间感到幸福	1	0
10. 常感到孤立无援	1	0
11. 经常坐立不安，心烦意乱	1	0
12. 希望待在家里而不愿去做些新鲜事	1	0
13. 常常担心将来	1	0
14. 觉得记忆力比以前差	1	0
15. 觉得现在活着很惬意	1	0
16. 常感到心情沉重、郁闷	1	0
17. 觉得像现在这样活着毫无意义	1	0
18. 总为过去的事忧愁	1	0
19. 觉得生活很令人兴奋	1	0
20. 开始一件新的工作很困难	1	0
21. 觉得生活充满活力	1	0
22. 觉得自己的处境已毫无希望	1	0
23. 觉得大多数人比自己强得多	1	0
24. 常为一些小事伤心	1	0
25. 常常觉得想哭	1	0
26. 集中精力有困难	1	0
27. 早晨起来觉得很快活	1	0
28. 希望避开聚会	1	0
29. 做决定很容易	1	0
30. 头脑像往常一样清晰	1	0

（2）评分方法

在老年抑郁量表的30个条目中，有10个条目（1、5、7、9、15、19、21、27、

29、30）是反序计分。在计算总分时，注意先把这10个条目的原始评分转换过来（将1转换为0，将0转换为1）。然后，再把30个条目的得分相加，得到总分。总分范围为0~30分，得分越高，表示抑郁情绪越严重。0~10分为正常范围，11~20分为轻度抑郁，21~30分为中重度抑郁。

（3）老年抑郁的常见原因

导致老年人产生抑郁情绪乃至抑郁症的原因错综复杂，涉及生理、心理、社会等多个方面的因素。

1）身体患病。随着年龄的增长，老年人的体力和精力明显下降，对许多事产生心有余而力不足的感觉。同时，对于多数老年人来说，疾病症状的困扰以及因为生病带来的自理能力下降，容易使老年人产生无用感、无助感和自卑感，从而导致抑郁的出现。

2）离退休。离退休对老年人来说是一个重要的生活转折，随着离退休的到来，老年人的活动范围变窄、经济收入减少、人际关系和社会地位发生改变。如果老年人不能适应这种变化，容易出现孤独感、无用感等。

3）配偶或亲友死亡。老年人离退休后，生活重心转为家庭。但是，老年人不可避免地会面对配偶和亲友的死亡，这不但使老年人的情感纽带越来越单薄，而且更加重了老年人对自身生命即将离去的感慨。如果配偶或亲友死亡引发的悲哀不能有效倾诉和排解，也会引发老年人出现抑郁情绪。

4）与子女分离。子女长大后，逐渐离开家去学习、工作，并建立自己的家庭，不再与父母朝夕相处，使老年人的情感纽带受到削弱。对于住在老年院的老年人来说，如果子女不常来探望，他们会感到更加孤独、无助，甚至出现遭子女嫌弃的感受。

5）其他因素。老年期是人生的一个特殊时期，由于生理、心理的变化，老年人对生活的适应能力减弱，任何应激状态都容易引起抑郁等心理障碍。例如，与其他老年人或照顾者关系不和谐、经济状况差、经历生活中的各种突发事件等，都可能导致抑郁情绪的产生。

2. 识别老年认知障碍

如果发现老年人出现了以上提到的认知障碍症状，可采用简易智能状态速检表（MMSE）（见表4-1-2）进行痴呆的初步筛查。这个量表主要测评记忆力、定向力、注意力、语言能力等方面的能力。评定者只需要经过简单培训，即可对老年人进行评定，每次检查需5~10分钟。

(1)评估内容

简易智能状态速检表包括19个题目，共含30个小项。在技能要求中，将详细介绍具体的使用方法。

表 4-1-2　简易智能状态速检表（MMSE）

项目	对	错/不做	项目	对	错/不做
1. 今年的年份_____	1	0	13. 回忆刚才那三个词：		
2. 现在是什么季节_____	1	0	皮球_____	1	0
3. 今天是几号_____	1	0	国旗_____	1	0
4. 今天是星期几_____	1	0	树木_____	1	0
5. 现在是几月份_____	1	0	14. 说出下列物品的名称		
6. 现在您在哪个省（市）_____	1	0	手表_____	1	0
			铅笔_____	1	0
7. 现在您在哪个县（区）_____	1	0	15. 复述"四十四只石狮子"_____	1	0
8. 现在您在哪个乡（街道）_____	1	0	16. 按卡片写的做动作："请闭上您的眼睛"	1	0
9. 现在您在几楼_____	1	0	17. 按指令做动作："用右手拿纸、把纸对折、放在大腿上"		
10. 这里是什么地方_____	1	0	用右手拿纸_____	1	0
11. 复述，并记住这三个词			把纸对折_____	1	0
皮球_____	1	0	放在大腿上_____	1	0
国旗_____	1	0	18. 请您说一句完整的、有意义的句子_____	1	0
树木_____	1	0			
12. 用100连续减7			19. 按照下列图形画图	1	0
100-7=_____	1	0			
-7=_____	1	0			
-7=_____	1	0			
-7=_____	1	0			
-7=_____	1	0			

总分_____

（2）结果判定

每个项目回答或操作正确记 1 分，回答错误或不回答记 0 分。总分为 0~30 分，得分越低，表示认知功能越差。分界标准要依据不同文化程度来判定。对于未受过教育的老年人来说，如果总分<17 分，判定为可疑痴呆；对于文化程度为小学的老年人（教育年限<6 年）来说，如果总分<20 分，判定为可疑痴呆；对于文化程度为中学或以上的老年人（教育年限≥6 年）来说，如果总分<24 分，判定为可疑痴呆。此时，需请医生对老年人做进一步的检查和诊断。

综合实训 1

1. 实训任务

老王，男性，72 岁，退休前是大学行政人员，已退休 7 年，老伴 5 年前去世。去年上半年，老王因为中风，出现了左侧偏瘫，多数时间需要坐在轮椅上，生活上需要护理员来照顾。平日里，老王喜欢书法、看报纸，每天都坐着轮椅去活动室练习一小时书法。老王的姐姐和儿子每周都来探望他一次，跟他聊聊家常。但是，半年前，老王的姐姐因为心脏病发作去世了，只剩下儿子来看他了。最近老王总是一个人待在屋里，晚上总是睡不着觉，白天也不去活动室练习书法了，他平时最喜欢看的报纸也堆在房间里，一动不动。最近这两周，到吃饭时，老王总说没有胃口，饭量还不到平时的一半，体重也轻了好几斤。每天好不容易劝他到大厅去看电视消遣消遣，他也总是坐在电视前发呆，有时还会流眼泪。别人问他怎么了，他总说人老了活着没有意思。

案例分析：从老王的表现看，他对平时酷爱的书法失去了兴趣，情绪比较低落，常常流眼泪，并且出现了失眠、食欲下降、体重减轻等生理症状。因此，老王可能处于抑郁状态，需要采用老年抑郁量表对老王进行抑郁的筛查。

2. 操作准备

（1）护理员准备

1）安排出充足的时间。护理员要将自己的工作安排好，留出 30 分钟的时间，避免临时性工作打断测评过程。

2）熟悉评估方法。测评前，护理员应熟悉量表的使用方法和评分方法，了解抑郁的表现和常见原因。

（2）老年人准备

1）知晓要做评估。测评前，护理员应事先跟老年人沟通好，讲清楚一会儿要花 20~30 分钟的时间，问一些简单的问题，征得老年人同意。

2）做好测评准备。测评应选择老年人情绪稍微稳定的时候，避开吃饭、午睡、治疗和护理操作的时间。在测评前，护理员提醒老年人上厕所，以免测评过程因上厕所而中断。

（3）环境准备

选择一间光线明亮、安静、整洁、气氛轻松的独立房间，房间最好不要太大。房间内至少有一张桌子、两把椅子或沙发，最好是比较舒适的沙发，高度最好为400~500毫米，沙发两侧应有扶手。房间内可摆放一些绿色植物或色彩鲜艳的花。测评前，关闭房间内的音响设备，调节好房间的温度，22~24摄氏度为宜。测评过程中不要有人员走动。如果老年人住单间，也可在老年人自己的房间内进行测评。

（4）物品准备

1）评估表。准备一份空白的老年抑郁量表及评分标准，在表格的最上方，写上老年人的姓名、测评者的姓名、测评日期（____年____月____日）。

2）其他物品。准备一支记录用的笔、一盒纸巾（抑郁的老年人容易流泪，准备纸巾备用）。

3.操作步骤

步骤1　开场白

请老年人坐在沙发上，护理员可与老年人一同坐在桌子的一侧，或面对面坐好（见图4-1-1）。"王老，您好，听说您最近心情不太好，我能跟您聊一聊吗？一会儿我问您一些简单的问题，您直接告诉我是或不是就行，也可以跟我说一下您最近为什么觉得心情不好。如果您准备好了，我们就开始。"

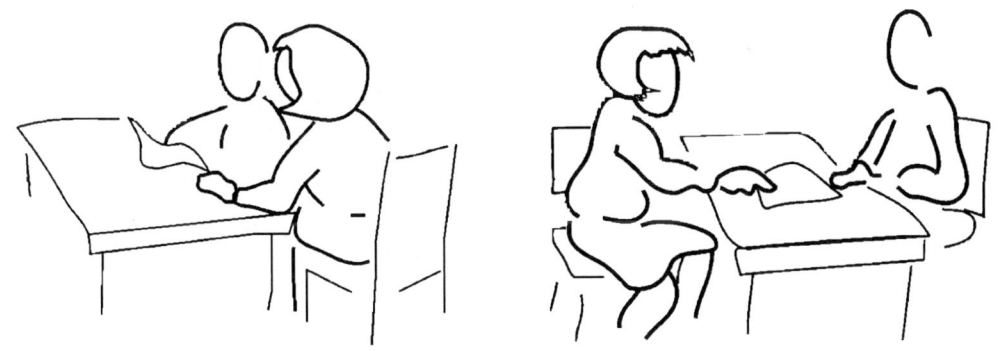

图4-1-1　护理员与老年人就座的位置

步骤2　实施评估

护理员通过口头询问的方式，逐项询问以下问题，根据老年人的口头回答，在相应的选项序号上画"√"，见表4-1-3。

表 4-1-3 心理评估表

项目	是	否
1. 对生活基本上满意	1	0
2. 已放弃了许多活动与兴趣	1	0
3. 觉得生活空虚	1	0
4. 感到厌倦	1	0
5. 觉得未来有希望	1	0
6. 因为脑子里一些想法摆脱不掉而烦恼	1	0
7. 大部分时间精力充沛	1	0
8. 害怕会有不幸的事落到自己头上	1	0
9. 大部分时间感到幸福	1	0
10. 常感到孤立无援	1	0
11. 经常坐立不安，心烦意乱	1	0
12. 希望待在家里而不愿去做些新鲜事	1	0
13. 常常担心将来	1	0
14. 觉得记忆力比以前差	1	0
15. 觉得现在活着很惬意	1	0
16. 常感到心情沉重、郁闷	1	0
17. 觉得像现在这样活着毫无意义	1	0
18. 总为过去的事忧愁	1	0
19. 觉得生活很令人兴奋	1	0
20. 开始一件新的工作很困难	1	0
21. 觉得生活充满活力	1	0
22. 觉得自己的处境已毫无希望	1	0
23. 觉得大多数人比自己强得多	1	0
24. 常为一些小事伤心	1	0
25. 常常觉得想哭	1	0
26. 集中精力有困难	1	0
27. 早晨起来觉得很快活	1	0
28. 希望避开聚会	1	0
29. 做决定很容易	1	0
30. 头脑像往常一样清晰	1	0

步骤 3　结果判定

由于条目 1、5、7、9、15、19、21、27、29、30 是反序计分，因此，先将这十个条目的记分转换过来，将 1 转换为 0，0 转换为 1。然后，将 30 个项目得分相加，得到总分为 23 分。按照"0~10 分为正常范围，11~20 分为轻度抑郁，21~30 分为中重度抑郁"的评分标准，判断老王处于中重度抑郁状态。应请医生做进一步的检查，确诊其是否患有抑郁症。

步骤 4　探寻原因

量表测评结束后，护理员接着问老王，"最近您心情不太好，也不愿意去练习书法了，是不是发生了什么事儿？"老王在回答中，反复提到"活着没有意思""自己也照顾不了自己，亲人们大多都不在了，自己活着就是个累赘"。护理员接着问"您儿子最近有没有来"时，老年人开始哽咽，说，"儿子出差了，两周没来了，他工作那么忙，还得抽时间看我，我真是个累赘"。

通过交谈，护理员了解到老王抑郁的原因可能是以下几方面：①儿子由于工作忙，最近没来探望，这使老王感到孤独，而且担心自己是儿子的累赘，内心也担心被人遗弃。②老王自己身体患病，多数时间坐在轮椅上，生活不能自理，需要别人的照顾，有强烈的无用感。③老伴儿和姐姐均已去世，尤其是常来看望他的姐姐上半年去世了，这对老王是一个沉重的打击。因此，应针对老王抑郁的可能原因，对老王加以开导，并采取相应的安全防范措施，以预防自杀等意外事件的发生。如果进一步确诊老王为抑郁症，应根据医嘱安排其服用相应的药物。

4. 注意事项

（1）避免使用刺激性语言。有些抑郁的老年人对外界的刺激性语言比较敏感，刺激性语言会加重其抑郁情绪。因此，在测评过程中，护理员避免直接使用"抑郁"等刺激性的语言。

（2）不要强迫老年人回答问题。在测评过程中，如果老年人出现强烈的情绪反应，如哽咽、哭泣等，此时护理员不要机械地继续询问问题，可暂停一会儿，递给老年人纸巾，通过抚摸等给予安慰，待其情绪稍微平复后，再接着进行测评，或者另外安排时间进行测评。

（3）尽可能引导老年人倾诉自己的感受。在询问抑郁的原因时，护理员尽可能采用开放式的问题，鼓励和引导老年人倾诉自己的内心感受。在倾听过程中，护理员要表现出专心，并适时通过目光、点头、握老年人的手、递纸巾等动作，表达对老年人的关心。

综合实训 2

1. 实训任务

李阿姨，69岁，中专文化程度，退休前是小学老师。这半年来李阿姨总爱忘事，常常丢三落四，经常怀疑有人偷她的东西，所以总是把自己的项链、女儿带来的食品等藏来藏去，但自己总是找不到；还喜欢每天跟护理员唠叨年轻时候的事情，有些事儿护理员听了好多遍了，跟李阿姨说这件事讲过，李阿姨还非常生气，去护士长那里投诉护理员，说护理员不愿意跟她聊天。前天女儿来探望她，给她带来一些水果，李阿姨吃着水果，抱怨女儿都一个月没来看过她了。

从李阿姨的表现可初步发现，李阿姨的记忆力出现了问题，尤其记不住最近发生的事情，例如，女儿前天刚来过，她却不记得了；跟护理员反复讲年轻时候的同一件事情，护理员提醒她讲过时，她仍然想不起讲过；同时，李阿姨还表现出了藏东西和怀疑东西被偷的症状。参考前面提到的痴呆的早期症状，结合李阿姨出现了记忆力下降、藏东西等症状，决定采用简易智能状态速检表对李阿姨进行痴呆的筛查。

2. 操作准备

（1）护理员准备

同本课程学习单元1的综合实训1中的护理员准备。

（2）老年人准备

同本课程学习单元1的综合实训1中的老年人准备。

（3）环境准备

同本课程学习单元1的综合实训1中的环境准备。

（4）物品准备

1）评估表。准备一份空白的简易智能状态速检表及评分标准，在表格的最上方，写上老年人的姓名、测评者的姓名、测评日期（____年____月____日）。

2）其他物品。准备一支记录用的笔、一张可折叠的白纸、一支铅笔、一块手表、一张用初号字体写着"请闭上您的眼睛"的卡片、一张画着两个五边形图案的卡片。

3. 操作步骤

步骤1 开场白

请老年人坐在桌子一侧的椅子上，护理员与老年人在同侧面对面坐好，或坐在桌子相邻的两侧。"李阿姨，待会儿我会问您一些问题，请您口头回答我，或者按照我说的做一些简单的动作，花10~20分钟的时间。如果您准备好了，我们就开始。"

步骤2　实施评估

1）进行前10个项目的测评。

【测评者】把简易智能状态速检表放在桌上，用口头询问的方式，逐项询问第1～10项问题，并将老年人口头回答的内容记录在表格中相应项目的横线上，见表4-1-4。

表4-1-4　项目测评表

项目	回答	对	错/不做
1. 今年的年份	1976年（实际是2018年）	1	0
2. 现在是什么季节	冬天	1	0
3. 今天是几号	5号（实际是20号）	1	0
4. 今天是星期几	星期五（实际是星期四）	1	0
5. 现在是几月份	正月（实际是2月，阴历正月）	1	0
6. 现在您在哪个省（市）	北京市	1	0
7. 现在您在哪个区（县）	海淀区	1	0
8. 现在您在哪个乡（街道）	说不清楚	1	0
9. 现在您在几楼	2楼	1	0
10. 这里是什么地方	北京市第一社会福利院	1	0

【评分说明】第1项回答错误，记0分。第2项回答正确，记1分。第3项（今天是几号）和第4项（今天是星期几），只要相差在3天及以内，均记为正确。因此，在该例中，第3项判定为错误，记0分；第4项判定为正确，记1分。第5项回答阴历正确，也判定为正确，记1分。第6项和第7项正确，各记1分。第8项未说出具体的街道，记0分。第9项和第10项回答正确，各记1分。

2）进行第11个项目的测评。

【测评说明】护理员在说这三样东西的名称时，必须发音清晰，每样东西说一秒钟左右，只说一遍。

【测评者】"现在我说三样东西的名称，在我说完之后，请您重复一遍，并记住这三样东西，因为过一会儿我还会再问您这三样东西的名称。"

"皮球、国旗、树木。"

"请您把这三样东西的名称重复一遍。"

【老年人】"皮球、树木、国旗。"

【评分说明】在重复时，不要求老年人按次序回答。该老年人回答的是"皮球、树木、国旗"，虽然顺序不对，但三个词均正确，因此这三个词的回答均记1分。如果第一遍复述错误，先记分（在回答错误的词后面记0分），然后再告诉老年人错在哪里，并请他重复说一遍，直至正确。但最多只能重复5次。

3）进行第12个项目的测评。

【测评说明】这项测验除了检查老年人的计算力以外，还检查老年人的注意力。所以，在测评时，护理员不要重复老年人的答案，老年人也不能用笔算。护理员将老年人每一次计算出的数值写在横线上，见表4-1-5。

表4-1-5　项目测评表

项目	对	错/不做
12. 用100连续减7		
100-7= __93__	1	0
-7= __85__	1	0
-7= __78__	1	0
-7= __71__	1	0
-7= __算不了了__	1	0
停止！		

【测评者】"请您用100减去7，然后用所得的数再减去7，这样一直计算下去，把每一个答案都告诉我，直到我说'停'为止。"

【评分说明】第1次减7计算正确，记1分。第2次减7正确得数是86，而李阿姨给出的答案是85，该项记0分。第3次、第4次的计算结果均正确，均记1分。最后一次减7未做，记0分。

4）进行第13个项目的测评。

【测评者】"现在请您告诉我，刚才我让您记住的三样东西是什么？"

【老年人】"国旗……想不起来了。"

【评分说明】进行回忆时，不需要老年人按照次序回答，只要说出了某样东西的名称，就在该项上记1分。该例中，老年人只回忆出了"国旗"这个词，因此，只在"国旗"这个项目上记1分，在"皮球"和"树木"这两个项目上各记0分。

5）进行第14个项目的测评。

【测评者】拿出手表和铅笔（见图4-1-2），"请您说出它们的名称"。

【老年人】"手表、写字用的。"

【评分说明】该老年人正确说出了"手表"的名称，记1分；而对于铅笔，只说出"写字用的"，没有说出"铅笔"的名称，记0分。

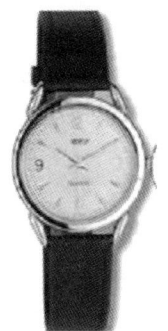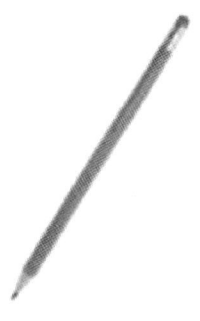

图 4-1-2　简易智能状态速检表测评中所需的实物（手表、铅笔）

6）进行第 15 个项目的测评。

【测评说明】测评者只允许对老年人说一遍，注意咬字清晰。

【测评者】"现在我要说一句话，请您清楚地重复一遍：四十四只石狮子。"

【老年人】"四十四只石狮子。"

【评分说明】老年人回答时，只有每个字都正确，而且咬字清楚，才记 1 分。该例中，老年人回答正确，记 1 分。

7）进行第 16 个项目的测评。

【测评者】把写有"请闭上您的眼睛"字样的卡片（见图 4-1-3）交给老年人，"请您照着卡片上所写的去做"。

请闭上您的眼睛

图 4-1-3　写有"请闭上您的眼睛"字样的卡片

【老年人】做出闭上眼睛的动作。

【评分说明】该例中，老年人按着卡片上所写的做出闭上眼睛的动作，记 1 分；如果动作做错了，或没有反应，则记 0 分。

8）进行第 17 个项目的测评。

【测评说明】测评者把事先准备好的白纸交给老年人，把老年人要做的三个动作同时说完，再让老年人做，不要重复说明，也不要给予示范。

【测评者】"接下来我说三个动作，等我说完后，您按照我说的顺序做这三个动作。请用右手拿这张纸，用双手把纸对折，再把纸放在您的大腿上。"

【老年人】用左手拿纸、用双手把纸对折。

【评分说明】只有动作和顺序都正确，才记 1 分。该例中，李阿姨第一个动作没有按照测评者说的"用右手拿纸"，而是用的左手，该项记 0 分；第二个动作正确，记 1 分；第三个动作没有做，记 0 分。

9）进行第 18 个项目的测评。

【测评者】"请您说一句完整的、有意义的句子。"

【老年人】"今天我感到很高兴。"

【评分说明】句子必须有主语和动词，才算合乎标准。该例中李阿姨所说的句子合乎标准，记 1 分。

10）进行第 19 个项目的测评。

【测评者】把画着两个五边形图案的卡片（见图 4-1-4）交给老年人，"请您照着这张图的样子，在纸上把这个图形画出来"。

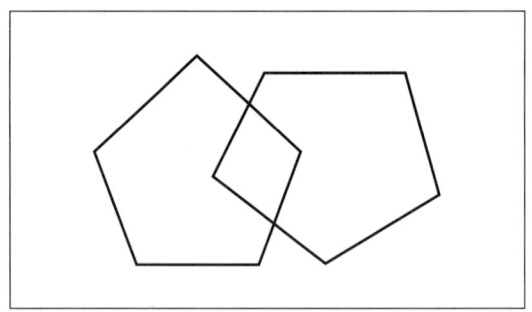

图 4-1-4　画着两个五边形图案的卡片

【老年人】画出了下面的图形（见图 4-1-5）。

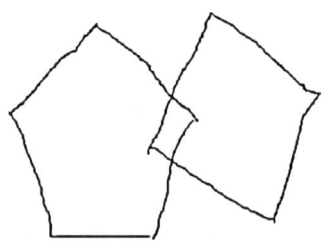

图 4-1-5　李阿姨画出的图形

【评分说明】需按图画出 2 个五边形，而且 2 个五边形的交叉处形成一个四边形，才记 1 分。该例中，李阿姨画出的第二个图形是四边形，因此判定为错误，记 0 分。

步骤 3　结果判定

根据该例老年人的测评结果，计算总分为 19 分。该老年人为中专文化程度，按照"对于文化程度为中学或以上的老年人（教育年限≥6 年）来说，如果总分<24 分，

判定为可疑痴呆"的标准,李阿姨被判定为可疑痴呆。因此,应将李阿姨的症状以及简易智能状态速检表的结果告诉医生,请医生对李阿姨做进一步的检查,以确诊其是否患有老年痴呆症。

4.注意事项

(1)选择安静、轻松的环境

测评时,应选择安静、气氛轻松的环境,注意在老年人熟悉的地方进行测评,以缓解老年人的紧张情绪。同时,避免环境中有声音、光线、人员等方面的干扰,使老年人能安心完成测评。

(2)测评过程中注意给予鼓励

大多数老年人对自己的记忆力变坏非常在意,因此,进行记忆力测评时,老年人容易紧张,而且容易灰心或放弃。所以,在测评过程中,护理员应注意给予适当的鼓励。

学习单元2　通过语言和非语言交流疏导老年人不良情绪

对于老年人来说,身体患病、离退休、与子女分离、配偶或亲友死亡等是他们必须应对的压力问题,因此老年人容易出现焦虑、抑郁等负性情绪,而心理疏导能够帮助他们正确面对压力,克服负性情绪带来的困扰。因此,护理员应掌握恰当的语言和非语言心理疏导技巧。

一、语言心理疏导技巧

语言是心理疏导的基本工具,掌握恰当的语言表达技巧、提问技巧、倾听技巧、反应技巧等,是确保心理疏导成功的关键因素。

1.语言表达技巧

(1)对老年人表达尊重

进行心理疏导的前提条件是与老年人建立信任的关系。其中,表达对老年人的尊重是建立信任关系的重中之重。在进行心理疏导前,护理员应提前告知老年人时间、地点和目标；根据老年人既往的身份和习惯，有礼貌地称呼老年人，如李奶奶、张大爷、吴阿姨、王老等。注意千万不要使用床号来称呼老年人，这样会让他们很反感。

（2）语言表达要适合老年人的节奏

老年人，尤其是有抑郁情绪的老年人，通常有反应慢、说话慢、动作慢、注意力不集中等特点。所以，护理员在进行心理疏导时，用词要清晰、明了、简短、通俗；语速要适当放慢，留出时间让老年人做出反应，必要时可重复几次。同时，要考虑老年人的性格特征和文化背景，使用老年人容易理解的语言表达方式。

2. 提问技巧

在心理疏导过程中，恰当的提问能引导和鼓励老年人提供更多的信息，充分表达自己的感受。提问的方式有两种，即封闭式问题和开放式问题。

（1）封闭式问题

封闭式问题将对方的反应限制在特定的范围内，通常使用"是不是""对不对""要不要""有没有"等词来提问。例如，"您今天是不是心情不好？""最近您儿子有没有来看您？"要求对方回答"是"或"否"。闭合式问题省时、效率高，常用来澄清事实，但不利于老年人表露自己的情感或提供额外的信息。

（2）开放式问题

开放式问题可以允许对方做出广泛的、不受限制的回答。通常使用"什么""怎么样""为什么""如何"等词来发问。例如，"您今天的心情怎么样？""您今天为什么心情不好呀？""您以前遇到这样的问题时，是如何处理的？"开放式问题有助于鼓励老年人表达自己的感受和情感，但需要的时间较长。

在心理疏导过程中，护理员应掌握提问的技巧，如果过多地使用封闭式问题，会限制老年人倾诉自己的真实感受。另外，在提问时，一次只提一个问题，如果一次提的问题太多，老年人不能集中思考；提问时语句要尽量简单、明确，否则老年人难以回答。

3. 倾听技巧

倾听是通过视觉和听觉，接受、吸收和理解对方信息的过程。倾听并不是单纯地听别人说话，更应注意伴随说话者的非语言性信息，如声调和频率、面部表情、身体姿势等，去理解说话者的真实感受和意图。因此，倾听是将"整个人"都参与进去，并试着去理解对方在沟通中所传达的"所有信息"。

在进行心理疏导时，成为一个好的倾听者非常重要。倾听时，最重要的是要让老年人体会到你在全身心关注地听。需要注意几点：①注意力要集中，采用恰当的面部表情、身体姿势和目光接触给予响应，表明自己在认真倾听。②不要有四处张望、看表、打哈欠等分散注意力或让对方认为你心不在焉的小动作。③把老年人的话听完整，不急于做出判断和下结论，更不要随便打断老年人说话。④进行适时的提问，仔细体会老年人的"弦外之音"，了解老年人真正要表达的意思。

4. 反应技巧

在心理疏导过程中，对老年人的言行做出恰当的反应非常重要。护理员可以使用以下技巧对老年人的话做出反应。

（1）重复

重复包括对语言的复述与意述。复述是将老年人的话重复一遍，尤其对关键内容，但不做评价；意述是将老年人的话用自己的语言复述，但保持原意。恰当地运用重复的反应技巧，有助于引导老年人澄清自己的想法和感受，并让老年人感到被关注，鼓励老年人继续说下去。

（2）澄清

澄清是将老年人说的一些模棱两可、含混不清、不够完整的话进一步弄清楚。澄清有助于找出问题的症结所在，保证沟通的准确性。例如，可以用"您刚才说……是吗？""我还不能完全理解您的意思，您能否再说清楚一点？""您的意思是……""您看起来好像……"等形式来澄清问题，鼓励老年人清楚地表达自己的情绪、感受和观点。

（3）沉默

在心理疏导过程中，适时的沉默也是一种好的反应方式，尤其在老年人悲伤、流眼泪的时候，以和蔼的态度表示沉默，会让老年人感受到对方在体会他的心情，还可以给老年人充分的思考及适时调整的时间和机会。但需要注意，沉默的时机和时间长短很重要，不适时的沉默以及长时间的沉默，会让老年人感到尴尬，或被认为是不耐烦的表现。

5. 不恰当的语言交流方式

在进行心理疏导时，一定要注意避免以下几种不恰当的方式，这些方式不但起不到好的心理疏导的效果，还会引发老年人更多的心理问题。

（1）突然改变话题

在心理疏导过程中，老年人有时会跑题，或说的话缺乏实际意义。这时，护理员如果缺乏耐心，突然改变话题或转移谈话的重点，可能会阻止老年人谈出内心的真实想法。

（2）虚假的、不恰当的保证

在交谈过程中，当老年人表达对某些事情的担心时，如果为了使老年人高兴，说一些肤浅的宽心话，或对老年人的疑问给予不适当、针对性不强的解释，会给老年人一种敷衍了事、不负责任的感觉。

（3）主观判断或说教

在心理疏导过程中，护理员应尽量鼓励或引导老年人说出自己的感受。如果护理员急于想纠正对方的想法，使用一些说教式的语言，或过早地表达自己的观点或下结论，例如，"如果是我，我会……"，或"你这样做不对，应该……"，这样会使老年人没有机会表达自己的情感，让老年人感到不被理解，或觉得自己像学生一样在接受老师的教育，从而使谈话中断。

二、非语言心理疏导技巧

非语言交流是借助空间距离、目光与面部表情、身体姿势等，来传达思想、感情、观点、目标及意图的交流方式。借助对方的非语言信息，可以揣测其内心的真实想法和感受。因此，非语言交流在心理疏导中占有重要地位。

1. 空间距离

每个人都有一个心理上的个人领地，这就像一个无形的"气泡"一样，把自己包裹起来，提供一种安全感和控制感。这个领地一旦被人侵犯，个体会产生非常不舒服的感觉。空间距离可分为4种：第一，亲密距离，一般为15厘米左右，这种距离主要适合于极亲密的人之间或进行生活护理和技术操作时，如果应用不恰当，会引起反感及冲突；第二，个人距离，一般为50厘米左右，以双方感到自然舒适为宜，这种距离主要用于朋友之间的交谈；第三，社交距离，一般为1.2~4米，主要用于社交性或礼节性的正式关系中；第四，公众距离，一般为4米以上，是一种大众性、群体性的沟通距离，常用于演讲或讲课等。

空间距离的大小不仅是人际关系密切程度的一个标志，也是传达信息的一种途径。空间距离的恰当与否取决于双方的文化背景、亲密程度、社会地位、性别差异及特定的情境。在进行心理疏导时，老年人往往存在异常的心理问题，对空间距离更加敏感，因此，护理员更应注意控制恰当的空间距离。在心理疏导的初期阶段，一般选择个人距离（即双方距离50厘米左右）；当建立了信任的关系后，可恰当使用亲密距离，通过肢体触摸等方式对老年人表达关心和安慰。

2. 目光与面部表情

眼睛是人心灵的窗口，可以反映情绪、情感和态度的变化。情绪变化首先反应在瞳孔的变化上，当人看到有趣或喜爱的东西时，瞳孔会不自觉地变大；而看到不喜欢或厌恶的东西时，瞳孔就会缩小。通过目光的接触，可以向对方传达尊重和关注，表示愿意去听对方讲述；如果缺乏目光接触，可能表示对方内心厌倦、焦虑、缺乏自信等；交谈过程中时而东张西望，时而将目光瞟向门外、窗外或手表，则表示对谈话不耐烦；目光躲避或游离不定，表示内心不坦诚、不自信。

面部表情能够传达出丰富的情绪状态，既可以传达喜、怒、哀、乐、悲、恐、惊等基本情绪，还可传达复杂的情绪感受，如尴尬、害羞、轻蔑、厌恶、嫉妒等。在进行心理疏导时，欣然、坦诚的微笑，可以表达出温馨、亲切的感情，消除陌生感，缩短双方的心理距离。在交谈过程中，护理员要避免表现出过分惊讶、厌恶、轻蔑的表情。

3. 身体姿势

身体姿势包括手势和其他的肢体动作。手势可以用来强调或澄清语言信息，常常作为语言交流的一种辅助方式。不同的手势可以传达不同的信息。例如，摆手表示否定或制止；双手外推表示拒绝；搓手或拽衣领，表示紧张；用手搔头或脖子，表示困惑；一只手托着下巴，表示疑惑；双手外摊并耸肩，表示无可奈何或不感兴趣；双手举过头顶，表示暴怒；双手往上伸直，表示激动；双手枕在头下，表示舒展；颔首、双手放在胸前，表示害羞；等等。

身体姿势可以反映一个人的情绪状态和对谈话的态度。在心理疏导的过程中，护理员自身要保持恰当的身体姿势，上半身要微微前倾，并保持目光接触，向老年人传达关注，表明愿意听对方说下去。身体紧靠椅背，跷着二郎腿，双臂交叉在胸前或头枕在双臂上，会传达出不耐烦和不尊重，是一定要避免的身体姿势（见图4-1-6）。同时，护理员还可以通过观察老年人的身体姿势及其变化，推断老年人的内心感受。例如，小心地坐在椅子边上，表示老年人内心焦虑、紧张和不自信；身体逐渐从椅子或沙发上下滑，可能表示老年人身体状况欠佳，要适时终止谈话。

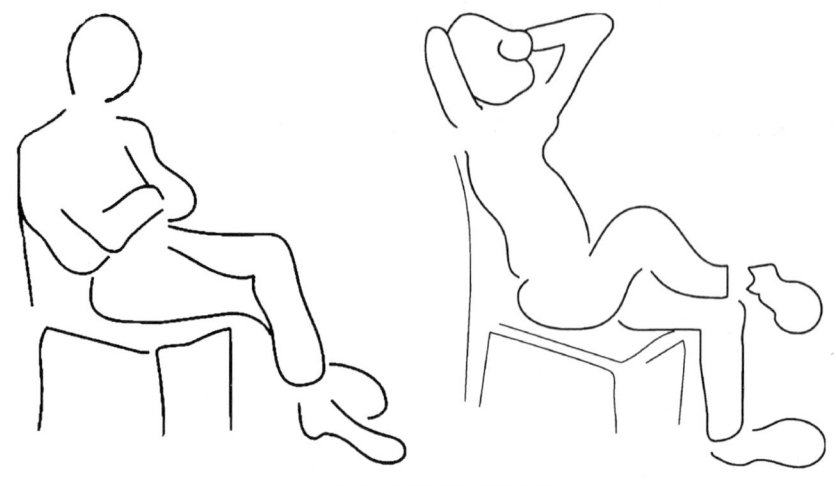

图 4-1-6　不恰当的身体姿势

4. 身体触摸

触摸是一种无声的语言，适当的触摸可以表达关心、体贴、理解、安慰和支持，使情绪不稳定的老年人平静下来。例如，在老年人悲伤、流泪时，护理员用手轻拍老年人的肩膀，或握住老年人的手，会让老年人感到被关心和理解。但是，运用触摸时，必须考虑到双方关系的亲疏、年龄、性别、种族、文化背景等方面的差异，选择合适的时机和部位。如果触摸使用不当，会让对方感到尊严受到侵犯，甚至诱发对方出现过激行为，反而产生负面影响。对于老年人来说，一定要避免触摸其头部，这是一种不尊重的表现。

5. 环境因素

环境因素作为一种非语言信息，也会影响心理疏导的效果，包括光线、噪声、颜色、室温、家具摆放、整洁程度、隐私性等。这些因素能影响信息的传递形式和双方的舒适程度。因此，在进行心理疏导时，护理员应选择清洁、舒适、安静、温馨、温湿度适宜、有一定隐私性、老年人熟悉的环境，并帮助老年人采取舒适的体位，创造一个无拘束的会谈氛围。

综合实训

1. 实训任务

案例描述与案例分析同本课程学习单元 1 的综合实训 1。老王出现了抑郁情绪，需进行心理疏导。

2. 操作准备

（1）护理员准备

1）与其他人员的商讨。进行心理疏导前，护理员应与社会工作者、护士等专业人员进行沟通，共同制订心理疏导的计划。

2）安排出充足的时间。护理员要将自己的工作安排好，留出1小时左右的时间，避免疏导过程被临时性工作打断。

（2）老年人准备

1）知晓心理疏导的目的和时间。护理员提前与老年人就心理疏导的目标、时间、频次等达成一致意见。每次心理疏导前，告知老年人时间、地点。

2）做好疏导前的准备。避开吃饭、午睡、其他治疗和护理操作的时间，提醒老年人提前上厕所，以免心理疏导过程被上厕所打断。

（3）环境准备

同本课程学习单元1的综合实训1中的环境准备。

（4）物品准备

记录单、笔、一盒纸巾。

3. 操作步骤

步骤1　评估

结合学习单元1中介绍的老年抑郁量表、与老年人的交谈、平日对老年人情绪和行为的观察等，全面收集老年人的资料，与老年人一起，共同找出目前最关心、最困扰、最需要解决的问题，从而确定优先解决的问题，并进一步了解问题产生的来龙去脉，包括问题的起因、过程、已经采取的措施等。另外，应评估老年人的视力、听力、语言表达能力和理解能力。

在该案例中，这名老年人对平时酷爱的书法失去了兴趣，情绪比较低落，常常流眼泪，总说活着没有意思；出现失眠、食欲下降、体重减轻等生理症状；老年抑郁量表的评分为23分，处于中重度抑郁状态。由此判断，这名老年人需要优先解决的问题是抑郁情绪。原因可能是以下几方面：①儿子由于工作忙，最近没来探望，这使老王感到孤独，而且担心自己是儿子的累赘，内心也担心被人遗弃。②老王自己身体患病，多数时间坐在轮椅上，生活不能自理，需要别人的照顾，有强烈的无用感。③老伴儿和姐姐均已去世，尤其是常来看望他的姐姐上半年去世了，这对老王是一个沉重的打击。

步骤2　制订计划

针对评估结果，护理员与社会工作者、护士等专业人员共同制订心理疏导计划，包括心理疏导的目标、形式与方法、时间与频次、内容提纲、效果评价时间和方法等。

1）目标。制定目标时，应与老年人共同制定，最好双方达成一致。目标应具体、可行、积极、双方可以接受、可以评估，并注意近期目标与远期目标的结合。对于该老年人，可设定近期目标为：睡眠和饮食恢复到以前水平，老年抑郁量表得分降至正常范围。远期目标：能运用所学的应对方法调节情绪状态。

2）形式与方法。可采用一对一心理疏导、团体心理疏导、心理健康知识宣教、参加休闲娱乐活动等形式。对于该老年人，可选择一对一心理疏导，辅以放松训练、参加休闲娱乐活动（书法）的形式。

3）时间与频次。心理疏导通常每周1~2次，每次60分钟。对于该老年人，可每周安排1次心理疏导，时间40~60分钟；同时，安排其每周去活动室参加1~2次书法活动。进行4次心理疏导后，进行效果评估。

4）内容提纲。列出每次心理疏导的内容提纲，以使心理疏导能够紧扣主题，提高效率。尽量设置开放式问题，以引导老年人充分表达内心的感受。对于该老年人，第一次心理疏导的内容提纲如下："您觉得自己最近为什么心情不好呀？""您以前心情不好的时候，会怎么做？"

5）效果评价时间和方法。分别在每次心理疏导结束后和完成4次心理疏导后进行效果评价。评价的方法包括量表评估、观察情绪和生理症状的变化、老年人的自我评估等。

步骤3　实施计划

按照制订好的心理疏导计划实施。

1）开始阶段。在心理疏导的开始阶段，护理员要通过各种方式努力与老年人建立信任的关系。例如，在制订心理疏导计划时，让老年人共同参与，并达成一致意见；在每次心理疏导之前，提前告知时间和地点；准备舒适、整洁、温馨、隐私、熟悉的房间，以营造舒适、安全、轻松的氛围。

2）进行阶段。在心理疏导过程中，护理员应充分利用各种语言和非语言疏导技巧，如恰当的空间距离，明确的表达，全神贯注地倾听、适时地反应，开放式提问，恰当的身体姿势、目光和面部表情等，调动老年人的积极性，启发和引导老年人表达内心的感受，帮助其发现自身的问题及解决问题的潜力，鼓励和支持老年人，增强其解决问题的信心与力量。

①启发、引导。护理员要启发和引导老年人自己去探索解决自身的问题，做到授

之以渔，而非授之以鱼。包括启发和引导老年人认识目前存在的问题、矫正错误认知、学会接纳现实、构建新的行为模式和人际关系等。在心理疏导过程中，护理员要通过恰当的空间距离、目光接触、适时地反应等方式，对老年人表达关心和尊重；通过开放式提问、重复和澄清等技巧的运用，调动老年人的积极性，引导老年人把内心的真实感受表达出来，发现自身的问题，并发掘自身解决问题的潜力。

②支持、鼓励。老年人往往已经体验到了自身问题带来的困扰和痛苦，内心可能有改变自我的愿望，但往往缺乏改变自我的信心和改变自我的力量。护理员的支持和鼓励可提升老年人解决自身问题的信心，激发其改变自我的内在力量。在心理疏导的过程中，护理员通过全神贯注地倾听、适时地反应、恰当的身体姿势、适时的身体触摸、鼓励的目光和面部表情等，理解老年人的感受，提供情感上的支持和鼓励。同时，护理员还可以指导老年人学会放松训练的技巧。

3）结束阶段。每次心理疏导结束前，护理员要提前告诉老年人，让其有心理准备，不要突然中止谈话；在会谈快要结束时，尽量不要再提出新问题；结束时要简要总结会谈的重点内容，提出下次会谈的时间和重点，对老年人的合作表示感谢，并安排老年人休息。

步骤4　效果评价

1）每次心理疏导后的总结。在每次心理疏导结束后，护理员要注意观察老年人心理和情绪状态的变化，反思自己在心理疏导过程中的言行是否恰当，对老年人的问题把握是否确切。同时，请老年人自己总结在这次心理疏导之后，自己发生了什么变化，引起变化的原因是什么。通过双方的反思与总结，及时发现新的问题，以确定下一次心理疏导的重点。

2）最终效果评价。在完成4次心理疏导之后，进行最终的效果评价。评价方法包括：①采用量表进行评估。②观察情绪症状、生理症状的改善情况。③老年人自身对效果的评估。如果未见改善，应与社会工作者、护士等专业人员讨论该个案的情况，调整心理疏导计划。对于心理问题严重的老年人，应及时进行转介，求助于社会工作者或精神科专业人员的帮助和治疗。

步骤5　记录存档

护理员记录每次进行心理疏导的时间、地点、参加者、内容、疏导过程中的异常情况等，并将心理评估结果、心理疏导计划和实施记录进行存档。

4.注意事项

（1）做好与其他专业人员的沟通

在制订心理疏导方案时，护理员应与社会工作者、护士等专业人员进行沟通，共同商讨、共同制订心理疏导方案。必要时，应求助于社会工作者的协助。

（2）尊重老年人自己的意愿

心理疏导方案应尽量与老年人达成一致意见。每次心理疏导前，护理员应征得老年人的同意；在心理疏导过程中，如果老年人出现情绪过于激动的情况，应适时终止。

（3）创造无拘束的环境氛围

进行心理疏导时，应注意环境的舒适、安静、温馨和隐私性，尽量创造无拘束的环境氛围，让老年人感到安心和舒适。

（4）语言和非语言疏导技巧的运用

在心理疏导的过程中，护理员应结合老年人的个性特征及特定情境，恰当地运用各种语言和非语言疏导技巧，尤其是慎重使用肢体触摸等沟通技巧。

（5）注意保护老年人的隐私

有些老年人认为抑郁是一件不光彩的事情，因此，护理员要注意保护老年人的隐私。每次进行心理疏导时，注意环境的隐私性，并对相关资料做好保密工作。

课程 4-2　心理保健

学习内容

学习单元	课程内容	培训建议	课堂学时
（1）老年人及家属的心理健康教育	1）老年人心理健康的标准 2）老年人心理保健的要点 3）老年人及家属心理健康教育方案设计 4）老年人及家属心理健康教育方案实施	（1）方法：讲授法、演示法、案例教学法 （2）重点与难点：老年人心理健康教育方案设计	4
（2）老年人交往环境的营造	1）营造老年人交往环境重要性 2）老年人交往环境特点 3）老年人交往环境的营造方法	（1）方法：讲授法、讨论法、观摩法 （2）重点与难点：老年人交往环境的营造方法	2

续表

学习单元	课程内容	培训建议	课堂学时
（3）老年人兴趣活动的设计	1）老年人进行兴趣活动意义 2）适宜老年人的兴趣活动项目 3）不同自理程度老年人的兴趣活动	（1）方法：讲授法、演示法、案例教学法 （2）重点与难点：老年人活动方案设计	2

学习单元1 老年人及其家属的心理健康教育

一、老年人心理健康

世界卫生组织（简称WHO）把健康定义为："健康是一种生理、心理和社会适应都日臻完满的状态，而不仅仅是没有疾病和虚弱的状态。"由此可见，健康不仅指生理健康，还包括心理健康、社会适应，三者的和谐统一构成了健康的基础。因此，心理健康是健康的一个重要方面。

1. 心理健康的概念

到目前为止，对于什么是心理健康还没有一个统一的、公认的定义。通常心理健康是指一种生活适应良好的状态，包括两层含义：一是无心理疾病，这是心理健康的最基本条件，心理疾病包括各种心理与行为异常；二是具有一种积极发展的心理状态，即能够维持自己的心理健康，主动减少问题行为和解决心理困扰。

2. 老年人心理健康的标准

心理健康的标准是动态的，不同年龄、不同社会文化、不同时代具有不同的标准。目前国内外尚没有统一的心理健康的标准，综合国内外心理学专家对老年人心理健康标准的研究，结合我国老年人的实际情况，老年人心理健康的标准可从以下方面进行界定。

（1）充分的安全感

安全感是人类的基本需要之一，需要多层次的环境条件，如社会环境、自然环境、家庭环境等，其中家庭环境对安全感的影响最为重要。家是躲避风浪的港湾，有了家才会有安全感。

（2）充分地了解自己

充分地了解自己是指能客观分析自己的能力，并作出恰如其分的判断。老年人能否对自己的能力作出正确判断，对自身的情绪有很大影响。如果过高估计自己的能力，勉强去做超出自己能力的事情，常常会得不到想象中的预期结果，而使自己的精神遭受失败的打击；如果过低估计自己的能力，自我评价过低，缺乏自信心，常常会产生抑郁情绪。

（3）生活目标切合实际

生活目标的制定既要符合实际，又要留有余地，不要超出自己及家庭经济能力的范围。如果制定的生活目标超出所能承受的范围，就会产生精神负担，从而体验到挫折感。一个人只有做到知足常乐，才能使自己心情愉快。

（4）与外界环境保持接触

与外界环境保持接触一方面可以丰富自己的精神生活，另一方面可以及时调整自己的行为，以便更好地适应环境。与外界环境保持接触包括三个方面，即与自然、社会和人的接触。老年人退休后，与社会的联系减少，容易产生抑郁或焦虑情绪。

（5）保持个性的完整与和谐

个性中的能力、兴趣、性格与气质等各个心理特征必须和谐统一，才能在生活中体验到幸福感和满足感。例如，一个人的能力很强，但他对所做的事情缺乏兴趣，这些事情也不适合他的性格，所以他未必能够体验到成功感和满足感。相反，如果他对自己做的事情感兴趣，但能力很差，力不从心，也会感到很烦恼。

（6）具有一定的学习能力

在现代社会中，科学技术飞速发展，各种知识更新很快，为了适应新的生活方式，人们必须不断学习新的东西。例如，不学习电脑就体会不到上网的乐趣。学习可以锻炼老年人的记忆和思维能力，有益于预防脑功能减退和老年痴呆。

（7）保持良好的人际关系

人际关系的融洽与否，对人们心理健康的影响很大。融洽和谐的人际关系表现为：乐于与人交往，能与家人保持情感上的融洽，并得到家人的理解和尊重，且有知己的朋友；在交往中保持独立而完整的人格，有自知之明，不卑不亢；能客观评价他人，取人之长补己之短，宽以待人，友好相处；既乐于帮助他人，也乐于接受他人的帮助。

（8）能适度表达和控制情绪

在生活中，人们有喜、怒、哀、乐等不同的情绪体验。对不愉快的情绪必须给予释放或宣泄，以求得心理上的平衡。但不能发泄过分，否则既影响自己的生活，又加剧人际矛盾。因此，一个心理健康的人，应能够适度表达和控制自己的情绪。

（9）有限度地发挥自己的才能

一个人的才能与兴趣爱好应该充分发挥出来，但不能妨碍他人的利益，应该对自己有利，对家庭有利，对社会有利。否则，只顾发挥自己的才能和兴趣，而损害了他人或团体的利益，就会引起人际纠纷，从而增添不必要的烦恼，反而无异于心理健康。

（10）个人基本需要得到一定程度的满足

当个人的需求能够得到满足时，就会产生愉快感和幸福感，这种感觉有益于心理健康。但人的需求往往是无止境的，在法律与道德的规范下，满足个人适当的需求为最佳的选择。如果超出法律与道德允许的范围，人们就会受到良心的谴责、舆论的压力乃至法律的制裁，反而对心理健康无益。

二、老年人心理保健的要点

1. 养成规律的生活习惯

养成规律的生活习惯，如制订切实可行的作息时间表，保证充足的睡眠，养成规律、合理的饮食习惯，戒除有害健康的不良嗜好，选择适合自己的运动形式，从而建立健康的生活方式。

2. 遵循用进废退的用脑原则

大脑使用越少，衰老也就越快。因此，老年人要遵循"用进废退"的用脑原则，坚持合理用脑。尤其是离退休后，老年人应继续学习新知识，坚持读书、看报，并养成思考和与人讨论的习惯。一方面，学习可以促进大脑的活动，延缓记忆力的衰退；另一方面，通过学习可更新知识，有助于老年人更好地适应社会发展过程中不断出现的新事物。

3. 回归社会、发挥潜能

社会疏远老年人、老年人退出社会，是老年人产生心理问题的重要原因。离退休的老年人，如果身体状况允许，又有一技之长，应积极寻找机会，做一些力所能及的事情，使自己的经验、知识和技能在新环境下得到发挥。一方面发挥潜能，为社会继续做贡献，实现自我价值；另一方面使自己精神上有所寄托，充实退休后的生活。

4. 培养爱好、保持社交

老年人应保持或培养自己的爱好，以丰富自己的生活。许多老年人在退休前已有业余爱好，退休后正可利用闲暇时间充分享受这一乐趣；退休前没有特殊爱好者，护理员可指导他们有意识地培养一些爱好，以丰富和充实自己的生活。在社会交往方面，老年人离退休后社会交往范围缩小，但老年人不应与世隔绝，把自己封闭起来，这样会加快老化进程。老年人应努力保持与亲友的交往，并主动建立新的人际网络，以排解孤独、寂寞。

5. 知足常乐、善于调控情绪

老年人应做到知足常乐、安享晚年，用知足品味人生，善于感悟生活中的乐趣；学习调节情绪的方法，如找人宣泄、冥想、运动、听音乐、转移注意力、学习放松训练技巧等，使不良情绪尽快得以转移。老年人应做到遇事冷静、不急躁，保持乐观的生活态度。"笑一笑十年少，愁一愁白了头""抑郁催人老"等俗语说明了乐观对健康的重要性。

6. 正视衰老，善用补偿策略

随着年龄增长，老年人的生理和心理机能都出现一定程度的老化迹象。老年人要正确看待这种自然规律的变化，不要为之过度烦恼。在身体机能方面，老年人要根据自身的情况，选择适合自己的运动项目，不要运动过量；在记忆力方面，要善于运用各种帮助记忆的方法，例如，利用日历、记事本、备忘录、定时器等，把每天需要完成的事情或重要事件记下来，以提醒自己。另外，老年人对远事的记忆好，在学习新事物时，尽量多与过去记忆过的事物加以联系或比较，便于记忆。

7. 充分利用家人的情感支持

天伦之乐对维持老年人的心理健康至关重要。离退休后，老年人的生活重心转移到家庭，因此家人的情感支持非常重要，尤其是配偶之间的相互支持。同时，子女应多创造机会与父母保持联系和交流，让老年人有机会关心和照顾孙辈，以充实自己的生活，但不要为之过于劳累。

三、老年人及其家属心理健康教育方案的设计

1. 评估

（1）通过交谈，评估老年人对心理健康和心理保健的态度，以及接受心理健康宣教的意愿。

（2）设计老年人心理健康宣教需求表格，评估老年人对宣教内容、形式的个性化需求。

（3）评估老年人的视力、听力、语言理解能力、情绪是否稳定等。

2. 设计

与社会工作者、护士等专业人员共同制订心理健康宣教方案，并制作心理健康宣教手册或光盘。心理健康宣教方案应包括心理健康宣教的目标、内容、形式、时间和频次、场所等。

（1）目标

根据对老年人心理健康宣教的评估结果，制定目标。目标包括：①描述老年人心理健康的标准；②列举老年人心理保健的要点；③掌握放松训练的技巧。

（2）内容

根据老年人的心理状况及其对心理健康和心理保健知识的了解程度，确定宣教的内容。内容包括老年人心理健康的标准、老年人自身进行心理保健的要点、调适情绪的方法、放松训练的技巧等；对于家属的宣教内容，还可以增加子女如何对老年人提供情感支持、如何寻求心理保健资源和心理保健机构等方面的内容。

（3）形式

针对老年人的意愿及身心状况，选择恰当的宣教形式，例如，以小组形式举办讲座，通过多媒体进行演示，现场示范，组织观看宣传教育光盘，制作和发放图文并茂的宣传小册子，一对一讲解，组织经验交流茶话会，等等。

（4）时间和频次

针对老年人的共性问题，可以以季度为单位，每季度安排一轮心理健康宣教讲座，每月1次，每次30~60分钟。对于老年人的个性问题，可每周安排1次，以一对一的形式进行心理健康宣教。

（5）场所

小组形式的心理健康宣教以及经验交流茶话会，可在活动室内进行；一对一的讲解，可在老年人自己的房间内进行。

四、老年人及其家属心理健康教育方案的实施

1. 工作准备

（1）护理员准备

在设计心理健康宣教方案时，护理员应与社会工作者、护士等专业人员进行沟通，共同制订心理健康宣教方案。

（2）老年人准备

1）自愿接受心理健康宣教。护理员提前告知老年人心理健康宣教的时间、地点和内容，使老年人自愿接受心理健康宣教。

2）做好宣教前准备。护理员确保老年人身体状况允许、情绪状态稳定，避开吃饭、午睡、其他治疗和护理操作的时间。

（3）环境准备

心理健康宣教可在活动室或老年人的房间内进行。室内应整洁、空气流通、光线充足，调节好房间的温度，最好在22~24摄氏度。

（4）物品准备

心理健康宣教手册、心理健康宣教光盘、至少两把高度为40~50厘米的椅子或沙发（两侧应有扶手）、一台电视机或计算机。

2. 操作步骤

步骤1　评估

通过交谈，评估老年人对心理健康和心理保健的态度，接受心理健康宣教的意愿，对宣教内容、形式的个性化需求，以及老年人的视力、听力、语言理解能力、情绪是否稳定等。

步骤2　制订计划

护理员与社会工作者、护士等专业人员共同制订心理健康宣教方案，方案包括目标、内容、形式、时间和频次、场所等。

步骤3 实施计划

按照制订好的心理健康宣教计划，对老年人及其家属实施心理健康宣教方案。在进行心理健康宣教时，护理员应采用通俗、易懂、老年人熟悉的语言进行讲解。在每次心理健康宣教过程中，护理员应认真观察和记录老年人的参与情况、接受能力、对宣教效果的反馈，及时对计划做出调整。

在每次心理健康宣教的开始阶段，护理员可花5分钟左右的时间，带领老年人进行某种放松训练，如呼吸放松训练、肌肉放松训练等，以起到热身作用，同时达到指导老年人学会放松训练技巧的目的。

步骤4 效果评价

设计一份心理健康宣教效果评价表，在每次心理健康宣教结束之后，评估老年人对本次宣教内容、形式、时间、场所安排的满意程度。根据评价结果，及时调整下一次宣教的计划和重点。

步骤5 记录存档

记录每次进行心理健康宣教的时间、地点、参加者、内容、宣教过程中出现的异常情况等，并将心理健康宣教的计划、实施记录、需求评估表、效果评价表等进行存档。

3.注意事项

（1）做好与其他专业人员的沟通

在制订心理健康宣教方案时，护理员应与社会工作者、护士等专业人员进行沟通，在共同商讨的条件下，共同制订心理健康宣教方案。涉及专业内容时，可请护士协助完成。

（2）宣教内容和方式应考虑老年人的需要

宣教内容和方式的确定，应建立在对老年人心理健康保健观念、个人需求、语言理解力等方面进行评估的基础上，兼顾老年人的共性问题和个性问题，以确保宣教的效果。

（3）恰当把握宣教的时间和频次

在确定心理健康宣教的时间和频次时，应考虑老年人的接受能力，每次的时间和间隔时间不宜太长。

相关链接

<h3 style="text-align:center">放松训练的技巧</h3>

1. 呼吸放松训练

（1）可采取3种姿势。①坐姿：坐在椅子上，身体挺直，腹部微微收缩，背部不要靠着椅背，双脚着地，自然分开，与肩同宽。②卧姿：躺在床上或沙发上，双脚向两边自然张开，双手自然伸直，放在身体两侧。③站姿：站在地上，双脚自然分开，与肩同宽，双手自然下垂。

（2）微闭双眼，把注意力放在腹部肚脐下方，也可将一只手放在小腹上。

（3）用鼻孔慢慢地吸气，感受到空气进入腹部，腹部随着吸入空气不断增加，慢慢鼓起来。

（4）吸足气后，稍微憋一下，用口和鼻将气体从腹中慢慢地吐出来，感受腹部慢慢瘪下去。

（5）保持深而慢的呼吸，吸气和呼气中间有一个短暂的停顿。持续做几分钟。

2. 肌肉放松训练

找一个舒服的座位（可靠在沙发上或躺在床上），闭上双眼，按照下列顺序进行各个部位肌肉的放松训练。每天练习2次，每次大约15分钟。

（1）手臂。伸出右手，用力弯曲前臂（5~10秒），用力握紧拳头（5~10秒），用力收紧前臂（5~10秒），此时体会手臂肌肉紧张的感受，让紧张向上延伸到整个手臂（5~10秒），注意感受右手的紧张，有胀、酸麻等感觉（5~10秒），然后放松右手手臂（5~10秒），仔细体会放松后松软、无力的感觉（5~10秒）。伸出左手，重复上述步骤。

（2）颈部。头向前向下伸（5~10秒），体会颈前部肌肉紧张的感觉（5~10秒）；然后慢慢放松（5~10秒），体会放松的感觉（5~10秒）。

（3）肩部。耸起一侧肩部，尽量向耳部靠拢（5~10秒），体会肩部紧张的感觉（5~10秒）；然后慢慢放松（5~10秒），体会放松的感觉（5~10秒）。再做另一侧肩部的紧张和放松动作，注意每次只耸一个肩。

（4）胸部。挺起胸部，深吸一口气（5~10秒），让胸部鼓起（5~10秒），屏住呼吸，感受胸部肌肉紧张的感觉（5~10秒）；慢慢呼气放松胸部（5~10秒），仔细体会放松的感觉（5~10秒）。

（5）腹部。向内收紧腹部（5~10秒），体会腹部肌肉紧张的感觉（5~10秒）；慢慢放松（5~10秒），体会腹部放松的感觉（5~10秒）。

（6）腰部。把腰用力挺起（5~10秒），体会腰部肌肉紧张的感觉（5~10秒）；慢慢放松（5~10秒），体会腰部放松的感觉（5~10秒）。

（7）腿部。双腿伸直，把脚尖尽量朝上翘起（5~10秒），感受小腿肌肉紧张的感觉（5~10秒）；放松小腿和脚（5~10秒），体会放松的感觉（5~10秒）。

学习单元 2　老年人交往环境的营造

一、营造老年人交往环境的重要性

交往是人的基本需要，是协调个人与个人、个人与群体、群体与群体间关系，保持社会持续稳定发展的纽带。随着老年人身份、地位的转换，其活动区域逐渐缩小，居住区内的交往空间对老年朋友就显得尤为重要，成为其日常交流、开展活动的首选场所。老年人较之居住区其他居民有更多的业余时间和精力从事社区工作和社区服务，对其交往空间、活动场所的设置，将为相识及不相识的人提供更多的交往平台，增进邻里间的交往与沟通，促进社区健康、和谐发展。

二、老年人交往环境的特点

1. 安全性

由于老年人体弱、行走不便，其对环境安全的需求显得更为突出。在条件允许的情况下，老年人的交往空间应实现人车分流，减少机动车带来的干扰；空间宜用树篱、隔断等适当围合，增强场所的领域感和安全感；对于场所附设的各种设施（健身器材、配套设施等），除应符合老年人身体尺度和满足使用要求外，还应结实可靠、经久耐用。

2. 可达性

空间的可达性是空间环境能够被很好利用的先决条件之一，因此避免将交往空间设置在小区的边角地段，应是易被发现、方便到达的场所。除此之外，场地内外的道路还应平坦、直观明了，道路的宽度和平整度还应满足轮椅的顺利通行，体现无障碍设计的原则，真正做到场所空间的方便可达。

3. 可识别性

由于视力和记忆力的减退，老年人的方向感和识别能力逐渐降低，空间的可识别性就显得尤为重要。可根据环境主题创造不同的空间场所，局部地段采用一些特殊的符号、夸张的尺度、艳丽的色彩、独特的材质等，以求给老年人留下深刻的印象，帮助老年人识别与判断。

4. 人性化

交往空间不仅是老年朋友的活动场所，也是居住区其他成员的活动区域。因此，场所的设计应具有包容性，满足不同年龄人员的使用（尤其是儿童）。交往空间可适当增设儿童娱乐设施，这样不但可以同时满足两代人对活动的需求，同时，儿童的嬉戏和玩耍也是诱发老年人彼此交流十分重要的影响因素。

三、老年人交往环境的营造方法

1. 空间的合理划分

（1）活动空间

活动空间是居民休闲、娱乐、健身的重要场所，应满足老年人晒太阳、聊天、观赏、读书、听广播、健身等一系列需要，鉴于老年人喜欢在热闹、安全、宽敞、易聚集场所交流的特点，可在居住区出入口、商店门口、公共绿地等人流集中处设置活动区域。

（2）步行空间

老年人在户外的大部分活动都是通过步行完成的，因此居住区步行空间设计的好坏将直接影响老年人室外交往活动的数量和质量。步行空间除应具有宜人的尺度、良好的景观性外，步道也应平坦、稳妥、防滑，以整体路面、块状路面为宜，道路的线型在不影响景观的前提下，应平直，忌过于弯曲，竖向变化也不宜过大。在地坪高差处，还应设置平缓坡道，解决残疾人及轮椅安全通行的问题；道路转折和终点处应增设标识物，增强指示方向的能力。除此之外，步行空间还应提供一定数量的座椅，满足老年人休息的需要。

（3）私密空间

考虑一些老年人喜欢独处，或喜欢几个人亲密相处不受他人干扰，可在风景较佳的静处借助植物、地形、建筑、水面等要素对空间加以界定、围合，形成较为封闭的场所空间，避免人流的穿行和干扰，形成室外交往的私密空间。

（4）园艺空间

园艺空间不仅可以满足老年人对园艺的热爱，也为其提供了一个相互交流的场所，是近年来老年朋友比较推崇的室外活动场所之一。由于园艺空间需要日常的看护和打理，因而此类空间应尽量靠近老年人的住所，或老年人经常光顾的场所，并且还应保证有足够的日照和通风。

2. 环境的细节处理

（1）绿化的配置

避免种植带刺及根茎外露地面的植被，消除老年人行走中的障碍。选择少虫害、无飞絮、无刺激性并能提供一定遮荫功能的树种；为保证植物景观配置上的丰富感，宜选用季相明显的花卉、灌木和色叶树木，体现季相变化，刺激老年人的感官，激发活力。

（2）座椅

座椅所在处往往形成吸引行人聚集休息的场所，鉴于老年人体力、交往需要等因素，交往空间应布置较多数量的座椅。座椅应以设靠背、扶手和木质材料为首选因素，并结合遮荫设施进行布置，且以背后有屏障、面朝开阔地带的位置为宜，也可结合桌子三五成群布置，为老年人提供更多"面对面"交流的机会。

（3）扶手的设计

扶手是老年交往空间中人性化设计之一，座椅、坡道两侧、步道边应尽量设计扶手，对老年朋友可起到帮扶、支撑和临时休息的作用。

（4）照明

人到晚年视力逐渐减退，对亮度的要求相应增加。交往空间灯源安置的密度和光源的强度应适当增加，扩大光源照射的范围，减少黑暗死角，提高区域的安全性；光源宜选用柔和的暖光色系，减少炫光对视觉的干扰，从而保证老年人夜间出行安全。

（5）厕所

为满足老年人长时间户外交往的需求，交往空间附近应适当规划、设置厕所。为方便老年朋友的使用，厕所地坪还应平整，避免存在高差，并设置残疾人专用通道以方便残疾人的使用；同时还应注意地面的防滑处理，保证老年人的安全。

学习单元3 老年人兴趣活动的设计

一、老年人进行兴趣活动的意义

陶冶情操，促进新陈代谢，提高机体对外界环境的适应能力，起到锻炼和良性刺激的作用。

将老年人置身于各种健康的活动中，可转移其注意力，促进情感表达，丰富老年人的生活，缓解焦虑、抑郁等负性情绪。

增进老年人与周围环境的接触，提供语言和非语言交流的机会；增进老年人之间的社会交往，从而改善人际关系，维持和促进社会功能。

有利于老年人发挥正常的身心机能，防止智力、体力的废用性衰退，保存或学习部分生产技能，提高自我价值感。

二、适合老年人的兴趣活动项目

1. 听音乐或唱歌

听音乐或唱歌活动包括聆听各种乐曲、老歌，唱歌或戏曲，弹奏乐器等。听音乐或唱歌可陶冶情操，表达和宣泄内心情感，缓解抑郁、焦虑等负性情绪；音乐还可起到抑制兴奋、调节身心、镇痛、降低血压等作用。对于能自行行走或坐轮椅行动的老年人，尽量以小组形式集中到活动室，通过录音机或录像机播放乐曲；或组织老年人一起唱歌、弹奏乐器等。活动可每周组织2~3次，每次20~30分钟。对于有攻击行为的老年人、中重度痴呆老年人、长期卧床的老年人，可在其卧室播放具有镇静作用的乐曲。

组织这类活动时，乐曲的选择非常重要。对于有焦虑情绪的老年人，可选择具有镇静作用的曲目，如《假日的海滩》《塞上曲》《幽兰》《仙女牧羊》《二泉映月》等；对于有抑郁情绪的老年人，可选择欢快一些的曲目，如《喜洋洋》《春天来了》《步步高》《江南好》等；对于痴呆老年人，宜选择老年人熟悉的老歌、戏曲、儿歌、古典音乐和民间传统音乐。

2. 棋牌类活动

棋牌类活动包括象棋、军棋、跳棋、扑克牌、麻将等。可根据老年人的爱好和兴趣，自由组成小组，在活动室或棋牌室进行各类棋牌类活动。活动可每周组织 2~3 次，每次 30~60 分钟，或由老年人自行选择时间。另外，可每季度组织一次棋牌类比赛，以增进老年人的参与兴趣。棋牌类活动可丰富老年人的生活，使老年人轻松愉快，缓解孤独感。

3. 艺术类活动

艺术类活动包括书法、绘画、临摹、在图案上涂色、编织、刺绣、剪纸等。可根据老年人的爱好和兴趣，自由组成各类小组，在活动室分组活动，如分为书画小组（书法、绘画、涂色）、编织小组（编织草垫、丝网花、提篮）、手工艺小组（折纸、剪纸、折塑料花、刺绣、制作玩具）等。活动过程中，由 1~2 名护理员轮流对各个小组进行示范和指导。活动可每周组织 2~3 次，每次 30~60 分钟。可将作品放在开放式或透明的柜子里，或挂在墙壁上展出，以增进老年人兴趣，提高成就感。艺术类活动可提供语言和非语言交流的机会，既增进老年人的社会交往和情绪表达，还可丰富老年人的生活，陶冶情操，实现自我价值。

4. 阅读书刊

阅读书刊包括阅读报纸、杂志、图书、画报、健康宣教手册等。可每周集体组织 3~4 次阅读活动，每次 20~40 分钟，或由老年人自行选择时间，在卧室或随时到阅览室进行阅读。对于能自行行走或坐轮椅行动的老年人，应尽量集中到阅览室阅读；对于自己不能阅读者，如不识字、因疾病无法阅读者，可根据人力条件，酌情由护理员为老年人读其感兴趣的书刊。阅读书刊可使老年人更新知识，有益于减轻其对外界现实的疏远及陌生感。另外，把阅读与健康教育结合起来，可增加老年人的健康保健知识。

5. 生活技能类活动

生活技能类活动包括各种园艺活动，如养花、浇花、剪枝；简单的家务劳动，如摘菜、洗菜、扫地、擦桌子；手工活动，如缝补被服、织毛衣、糊信封、装订书籍等。该活动每周可集体组织1~2次，或根据老年人的个人爱好自行选择。这类活动可维持和促进老年人的日常生活能力，提高老年人的自我价值感，缓解抑郁、孤独等负性情绪。

6. 健身类活动

健身类活动包括各类保健操、身体放松运动、打乒乓球等。健身类活动可锻炼老年人体魄，增强机体免疫功能，促进身心健康；提供社会交往的机会，激发老年人对生活的兴趣；有氧运动或肌力训练运动还有助于延缓老年人认知功能的退化。健身类活动可在卧室、活动室或室外进行。

（1）打乒乓球

该活动可每周组织1~2次。为了增加老年人参与的兴趣，可每季度组织一次乒乓球比赛。

（2）保健操

保健操包括各类健身操、太极拳、广播操等。可每天固定一个时间，以小组形式进行，每次10~20分钟。

（3）身体放松运动

身体放松运动可在保健操活动的前、后，以小组形式进行，或老年人在卧室自行练习，每次10~15分钟，可从下列放松活动中选择几项交替进行。

1）摆动上肢：站稳，静心、闭目。双手交叉在身前摆动20次；双手继续在身体两侧前后摆动20次；双臂高举、放下，反复进行20次；双臂在身后摆动10次，同时腰部随双臂轻摆。甩动不需用力，轻松、随意、放松即可。摆动上肢需从手至肩，从背到全身。每次5~10分钟。

2）耸肩：取坐位或站位，双肩同时向上耸起、再放下，反复做耸肩运动。每次1~3分钟。

3）活动双手：取坐位或站位，双手五指的手指相互点击，逐渐加速，或双手拍手、搓手。每次1~3分钟。

4）按摩头部：以温水洗净双手，取坐位或卧位，静心、闭目。做干洗脸式脸部按摩，按摩脸部两侧太阳穴、双眉内外、印堂穴；按摩眼下承泣穴和耳后翳风穴各10

次。再干洗脸至面部微热即可。最后，闭眼休息 2 分钟，睁眼走动 2 分钟。全程进行 5~8 分钟。

7. 手指的精细活动

手指的精细活动包括活动手指的各类小游戏，如手操、手指操等。手有与器官相关的穴位，大脑与手指相关的神经所占的面积较大。可以说手是人的第二大脑。复杂、精巧、娴熟的各种手指活动，能够使手与大脑皮层间建立更多的神经联系，可刺激大脑，延缓脑细胞衰老，改善记忆、思维能力，预防老年痴呆。

（1）活动手指的游戏

活动手指的游戏包括翻绳、挑木棍、搭积木、拼图游戏等。适合自理老年人或半自理老年人、轻度痴呆老年人。

（2）捡拾物品或穿珠子

例如，分拣不同颜色的豆子，用线穿扣子、穿珠子等。适合偏瘫老年人、半自理老年人、轻度或中度痴呆老年人。

（3）手操

可依次做下列动作：①手臂前伸，掌心向下，四指并拢，大拇指垂直向下，掌内侧相碰撞 36 次。②掌心向上，掌外侧相碰撞 36 次。③手掌背屈，腕部相碰撞 36 次。④双手手指分开，相互交叉 36 次。⑤左手掌顺右手背按摩 36 次，交换右手，动作同上。⑥左手握拳轻捶右手掌 36 次，交换右手，动作同上。⑦双手食指、拇指自上而下捏并按摩双耳 36 次。⑧双手相对摩擦发热，手指并拢成勺子状（掌心空凹）扣在微闭的双眼上，顺、逆时针各转动眼球 36 次。

三、不同自理程度老年人的兴趣活动

为了保证活动的安全性和有效性，应针对不同自理程度的老年人，安排适宜的活动项目。

1. 自理老年人

对于自理的老年人来说，可进行的活动种类较多，主要根据老年人的个人兴趣和意愿来选择。例如，听音乐或唱歌、阅读书刊、书法绘画、编织、刺绣、剪纸、各类棋牌、健身活动、园艺活动、简单的家务劳动、外出观光或游览等。

2. 半自理老年人

对于半自理的老年人来说,由于其活动能力有限,因此结合老年人的身体状况和个人兴趣,以室内活动为主。例如,听音乐或唱歌、阅读书刊、书法绘画、编织、刺绣、剪纸、各类棋牌、部分健身活动等。在进行健身活动时,护理员注意与康复护士制订好康复计划,按计划来实施。

3. 卧床老年人

对于长期卧床的老年人来说,可选择的活动项目很少,因此护理员要想尽一切办法,为卧床老年人创造各种感官刺激和兴趣活动的机会。例如,在卧室听音乐、看电视等。

四、老年人兴趣活动的组织实施

1. 工作准备

(1)护理员准备

1)与其他人员沟通好。在组织老年人兴趣活动之前,要与其他专业人员沟通好,如社会工作者、职业治疗师、康复护士等,把握活动过程中的要点及注意事项。

2)评估设施是否完好。在组织活动前,应评估活动场地及设施是否安全,包括桌椅的稳定性、健身器材的完好性、活动所需物品的安全性等。

(2)老年人准备

确保老年人身体状况适宜活动,情绪状态相对稳定,有参加活动的意愿,且对活动项目感兴趣。

(3)环境准备

根据活动项目及老年人的身体状况,兴趣活动可在活动室、阅览室、棋牌室或室外进行。

1)活动室。活动室应宽敞、整洁、空气流通、光线充足。至少有一张长桌、几张方桌,10~15把椅子,能播放光盘的电视机、计算机、投影设备、音响设备等。附近最好有卫生间。

2)阅览室。阅览室内应安静、光线充足。至少设有一张矮桌或茶几,5~6把椅子或沙发,2~3组书架,上面有各种杂志、报纸、图书、画报、健康保健及疾病知识宣传手册等。

3）棋牌室。棋牌室内应安静、光线充足。至少有 2~3 张方桌，每张桌子周围有 2~4 把椅子，有扑克、麻将、象棋、围棋、跳棋等各类棋牌。

（4）物品准备

1）听音乐或唱歌。准备好光盘或 U 盘，根据老年人的爱好，选择好乐曲。确认电视机、计算机、投影设备等处于正常功能。根据人数，摆放好足够的椅子，并确认桌椅稳固。

2）棋牌类活动。准备好扑克牌、麻将牌、象棋、围棋、跳棋等。确认桌椅稳固、够用，摆放合理。

3）艺术类活动。准备好书法、绘画、临摹、涂色、刺绣、编织等所需用物。确认桌椅稳固、够用。

4）阅读书刊。准备好杂志、报纸、图书、画报、健康保健及疾病知识宣传手册等。确认桌椅稳固、够用，照明设备完好。

5）健身类活动。准备好健身操、广播操等健身活动所需的录音带或录像带，准备好乒乓球台、球拍等。

2. 实施过程

步骤 1　评估

1）评估老年人对活动项目的喜好。将能提供的休闲娱乐活动项目罗列在一张表格中，评估老年人对各类活动项目的喜好，以及老年人参与活动的意愿。

2）评估老年人的身体状况和情绪状态。对要参加活动的老年人进行身体状况和情绪状态评估。身体状况欠佳、情绪异常的老年人，在活动过程中要作为重点观察对象进行观察。

步骤 2　制订活动计划

护理员与职业治疗师、康复师、社会工作者、护士等专业人员共同制订活动方案。活动方案应包括活动项目、形式、时间和频次、场所、实施方法等。可将每周安排的活动项目列在一张表格中，然后根据每位老年人的身体状况、个人喜好等，与老年人一起制订个性化活动计划。

1）活动项目。活动项目包括听音乐、唱歌、阅读书刊、书法绘画、编织、刺绣、剪纸、各类棋牌、趣味游戏、健身活动、园艺活动、简单家务劳动、外出观光或游览等。

2）形式。尽量以小组形式进行活动，这样可以增进老年人之间的交流。参与每项活动的小组人数不宜太多（最好不超过10人）。根据老年人的喜好或身体状况，也可安排其单独听音乐、阅读书刊等。

3）时间和频次。每天至少有1小时的时间，安排各类休闲娱乐活动。对于每项活动来说，每周2~3次，每次活动20~30分钟为宜。

4）场所。尽量集中在活动室、棋牌室、阅览室等处进行活动。也可根据活动项目的特点、老年人的身体状况等，安排在室外或在老年人自己的房间内进行活动。

5）实施方法。根据每项活动的特点，制订具体的实施方案。在活动过程中，应有护理员在场进行活动协调、指导或示范。

步骤3　实施活动计划

按照制订好的活动计划实施。在活动过程中，护理员应认真观察和记录老年人的参与情况及其反馈。

1）热身阶段。安排参加活动的老年人就坐，介绍活动的内容、时间和活动过程中的注意事项。必要时，护理员先进行示范。对于小组活动，可在活动之前做5分钟左右的健身操，以活跃气氛。

2）活动过程中。在活动过程中，由1~2名护理员负责协调和示范，以确保活动安全，促进活动的顺利进行。同时，护理员应密切关注活动过程中老年人的身体状况和情绪变化，对于出现情绪激动或有攻击行为倾向的老年人，应立即将其带离活动现场。

3）活动结束。做好安全疏导，护送半自理老年人回到自己的房间；清理活动场地，使设备归位，并做好活动登记和记录。

步骤4　效果评价

设计一份活动评价表，在每次活动之后，评估老年人对本次活动项目、形式、时间、场所安排的满意程度。根据评价结果，结合活动过程中对老年人参加活动的积极程度和异常表现的观察与记录，及时调整下一次的活动计划。

步骤5　记录存档

记录每次活动的时间、地点、参加者、活动项目、活动过程中出现的异常情况等，并将活动计划、实施记录、活动评价表进行存档。

3.注意事项

（1）做好与其他专业人员的沟通

护理员在制订活动方案时，应与职业治疗师、康复师、社会工作者、护士等专业人员进行沟通，在共同商讨的条件下，共同制订活动方案。

（2）活动项目应符合老年人的特点及需求

选择的活动项目应符合老年人的身体状况、活动能力、个人喜好和需求。因此，对老年人身心状况、个人喜好和活动意愿的评估非常关键。

（3）注意场地及设施的安全性

在组织活动前，护理员应评估活动场地及设施是否安全，包括桌椅的稳定性、健身器材的完好性、活动所需物品的安全性等。

（4）活动中密切观察老年人的变化

活动过程中，护理员要密切观察老年人的情绪变化，对于出现情绪激动或有攻击行为倾向的老年人，应立即将其带离活动现场。

模块 5 培训指导

- ✓ 课程 5-1　培训
- ✓ 课程 5-2　指导

课程设置

课程	学习单元	课堂学时
5-1 培训	（1）初级养老护理员基础培训	4
	（2）初级养老护理员培训教案编写	4
5-2 指导	初级养老护理员实操指导	8

课程 5-1 培训

学习内容

学习单元	课程内容	培训建议	课堂学时
（1）初级养老护理员基础培训	1）基础知识培训概述 2）基础培训实施设计要点 3）基础培训实施 4）注意事项	（1）方法：讲授法、演示法、实训（练习）法、案例教学法等 （2）重点与难点：培训方法与实施	4
（2）初级养老护理员培训教案编写	1）培训教案编写概述 2）培训教案编写设计要点 3）培训教案编写实施 4）注意事项	（1）方法：讲授法、演示法、实训（练习）法、案例教学法等 （2）重点与难点：编写方法	4

学习单元 1　初级养老护理员培训教案编写

一、培训教案编写概述

1. 培训教案的概念

培训教案是教师教学经验的结晶,是其教学组织能力和教学思想的体现,也是教师对教学环节及课堂教学程序的设计。教案是为每一个知识点(群)编制的教学方案。

2. 培训教案的作用

培训教案主要有以下几方面作用:①教案是每次教学或培训的基本计划,可协助教师明确教学目标,合理使用教育资源。②教案是开展教学或培训活动的依据,有利于确保教学或培训工作有序、有效地实施,可提示教学内容的目标、重点和难点,帮助教师有效完成教学任务。③教案是对教材、学生、教学方法的研究成果。

二、培训教案编写设计要点

培训教案编写主要包括内容的设计及讲义的编写、测试题的设计及编写、PPT演示的设计等。

1. 教案内容的设计

通过培训任务及课程评估,开展课程内容的设计,主要包括以下几个方面。
培训项目:每个培训项目通常包括几个相对独立的课程;
课程名称:说明本节培训课程的名称;
培训时间:课程学时;
课程目的:即指教学要求,说明本课程要完成的教学任务及学习的必要性;
教学目标:通过本课程的学习,需要实现的转化及能掌握的技能;

培训学时：说明需要多少时间完成培训；
培训对象：本节课程培训的对象；
课程类型：说明是岗前培训还是岗位规范化培训；
课程重点：说明本课程必须解决的关键性问题；
课程难点：说明本课程学习时易产生困难和障碍的知识点；
教学过程：也称课堂结构，说明教学进行的内容、方法、步骤；
课程提纲：是指课程的结构及内容的顺序；
教具准备：说明辅助教学手段使用的工具；
板书设计：说明上课时准备写在黑板上的内容；
课程资料：包括有培训讲义及页数、演示PPT幻灯片及页数、测试题及数量、参考书及页数等。

2. 培训实施的关键环节设计

培训实施的关键环节设计包括开场白的设计、课堂提问方式的设计、课堂语言的设计等。

（1）开场白的设计

开场白是培训课程开始时的语言设计，不同开场语言的设计会产生不同的教学效果。可采取的方法有以图片开场、以录音故事开场、以电视故事开场等多媒体手段。

（2）课堂提问方式的设计

课堂提问有分组讨论、案例分析、演示操作、观看录像、角色扮演、相互访谈、小组辩论等形式。

（3）课堂语言的设计

选择知识的载体十分重要，如通过语言讲解知识，利用声音作用于学生的听觉，也可以利用文字符号表达在PPT幻灯片上，还可以通过阅读作用于学生的视觉。

3. 测试题设计

测试题的设计应该考虑三个方面的因素：本课程的重点内容、难点内容、需要思考的问题。

4. 演示PPT幻灯片设计

演示PPT幻灯片的设计也是实施培训的重要环节，包括开场方法、重点难点讲解方法、组织讨论方法、作业布置（说明如何布置书面或口头作业），课后小结方法（评价课程教学中知识的科学性和完整性)。

三、培训教案的编写实施

1. 熟悉初级养老护理员培训内容

初级养老护理员的培训内容见表 5-1-1。

表 5-1-1 初级养老护理员培训内容

模块	节内容	课时（45分钟/每课时）		
		合计	理论	实训
模块 1 生活照料	饮食照料 排泄照料 睡眠照料 清洁照料	60	30	30
老年人的生活照料知识与技能	通过学习老年人的生活照料知识，掌握老年人日常护理方法，辨别老年人大小便异常情况，能熟练为老年人清洗沐浴，协助老年人服药，能测体温、更衣换尿布，能够对老年人餐具、尿布、毛巾、居室空气等进行正确消毒，掌握窒息观察方法			
模块 2 基础护理	用药照料 冷热应用 遗体照料	30	15	15
老年人基础护理知识与技能	通过学习用药照料、冷热应用、临终关怀知识与技能，了解老年人常见生理衰老表现，掌握各项单元技能			
模块 3 康复护理	康乐活动照护 活动保护	10	5	5
老年人康复护理知识与技能	通过学习康复护理基础知识与合理活动，熟悉康复活动方法及要求，掌握使用不同助行器活动锻炼的老年人的协助方法			
合计	3模块9节	100	50	50

2. 培训教案编写要求

（1）设计培训教案前应评估教学任务，如评估培训题目、培训对象、培训学时、培训目标等，这是编写教案的基础工作。

（2）应根据标准及培训教程编写培训教案。根据教学任务的评估结果，研读有关培训教材的相关资料，分析如何实现教学目标，设计教学环节。

（3）编写教案应熟悉教案的基本元素及结构。作为教学，应根据教学的基本内容逐步完成教案内容，并针对授课对象的具体情况，酌情增减教案的内容。

（4）教案编写应突出重点和难点的设计。教学内容重点和难点的编写是教案编写的重要内容，也是能否实现教学目标的关键。应通过教学过程情境的设计，促进学生对教学难点与重点的理解，以实现教学目标。

3. 培训教案编写实践过程

（1）工作准备

1）知识准备。护理员应熟悉教材及大纲，熟悉教学计划及教案编写关键环节和要求。

2）资料准备。收集整理有关标准、教程、规范等相关资料，阅读整理，为编写教案提供信息。

3）任务评估。了解培训任务，例如，对某养老护理机构新招聘的护理员进行基础培训，应了解培训对象，如护理员的文化程度为初中毕业；了解培训时间，如两周的岗前培训。

（2）操作步骤

步骤1　研读标准及教程

标准及教程是培训教案编写的重要依据。确定本节课及本单元的教学目标，一般应包含知识、能力及思想三个内容。

步骤2　设计培训内容

根据培训目标，联系培训对象的实际情况，确定本单元或本节课的重点和难点；确定作业设计，包括客观题、主观题、思考题等。布置哪些内容，要考虑知识的拓展性和能力性，是否需要提示或解释等。培训课程结束前小结设计的内容主要是重点和难点的回顾，对学生提出具体的要求。

步骤3　选择教学方式

选择教学方式时，应分析培训对象的特点，是对新入职人员进行培训，还是岗位规范化培训,以协助设计培训内容和选择培训方法。根据教材内容,设计授课类型,确定应采用的教学方法,准备好教学资源(即授课时使用的各种教具和设备),并设计一节课的教学全过程的程序。

步骤4 形成教案方案

形成教案后,应认真阅读,并不断修改和完善。

四、注意事项

1. 编写教案避免出现知识性错误。
2. 编写教案避免脱离教材的完整性与系统性。
3. 编写教案避免简单重复教材的内容。

学习单元2 初级养老护理员基础培训

一、基础培训概述

1. 概念

基础培训是指如何根据教材或教学计划(教案)实施教学活动,具体来讲是如何讲好一节课或一次培训课。

2. 培训定位

高级养老护理员培训的对象是初级养老护理员等。因此,高级养老护理员需要考虑的培训内容是如何做好老年人的生活照料、基础护理、康乐活动照护等。

二、基础培训内容设计

培训内容设计主要包括以下几个关键环节:导入新课、讲授新课、巩固新课、组织课堂讨论、布置作业、实施小结等。

1. 导入新课

　　导入新课时，通常可以选用适宜的案例以演示法讲解，以提高学生的兴趣和关注力，时间一般为 5 分钟。演示法的特点是教师通过挂图、图片等手段传播知识。

2. 讲授新课

　　讲授法的特点是教师通过语言传播知识，通常为课堂教学过程中的关键环节，需考虑如何根据培训目标，分析课程的重点和难点，所需时间为课堂总时间的 1/2 或 1/3。

3. 巩固新课

　　在整个课堂教学过程中，教师应注意调动学生的积极性，通常采取提问式方法，了解学生对所学习的内容是否真正的理解和掌握，时间一般为 15 分钟左右。

4. 组织课堂讨论

　　在培训过程中，可针对讲授的重点和难点问题，组织课堂讨论。教师选择适宜的问题，请学生回答。

5. 布置作业

　　为了更好地检查学生是否能独立完成所学的内容，教师应设计一些思考题，供学生在课程结束后复习和进一步学习。作业内容的选择应包括概念、重点难点引出的问题及延伸阅读的内容。

6. 实施小结

　　培训课程结束前的小结是对本次培训进行全面的回顾，强化本节课的目标、重点和难点；同时，可交代作业完成的时间要求，以及下次课程需要预先学习的内容，必要时可进行评价反馈来了解培训效果。

三、基础培训设计要点

1. 实施培训过程中，注意培训目标的转化与实现。

2. 实施培训过程中，要依据教材，循序渐进，深入浅出。

3. 培训课时掌握要合理，注意开场、重点难点、结尾几个关键环节的学时分配。

四、培训过程实施

1. 工作准备

（1）任务评估

评估教学任务	确认培训目标
确认培训内容	老年人生活照料中的热水袋应用
确认培训对象	初级养老护理员
培训目标定位	岗前规范化培训
培训课时定位	2 小时
培训地点确认	第三教室
培训形式定位	面授
培训方式设计	PPT 幻灯片演示 + 案例讨论

（2）教师准备

准备好适宜的教材及教学大纲、教案、演示 PPT 幻灯片、讲义等资料。

（3）环境准备

教室的投影设备、黑板等用物。

（4）学生准备

培训教材或讲义。

2. 培训程序

程序 1　导入典型案例讲解（5~10 分钟）

开场问好：同学们好。

导入题目：今天我们要学习如何为老年人使用热水袋。

典型案例：老年人热水袋烫伤的图片情境。

焦点叙述：培训内容看似简单，但需要我们掌握规范的操作方法及注意事项。

培训目标：能为老年人正确使用热水袋保暖。

程序2　讲解重点与难点（30~40分钟）

讲解与讲述需要一定的讲课方法支撑，如启发性、引导性讲课方法。

1）简要知识回顾。老年人为什么需要热水袋？讲述要点：老年人生理机能变化，热水袋的作用，热水袋的类型，热水袋使用方法，热水袋使用要求。

2）讲解重点与难点。老年人使用热水袋的方法和要求，如温度一般为50摄氏度，位置为离开足底10厘米，时间一般为30分钟。

3）讲解观察方法。卧床或失能老年人使用热水袋应注意10~15分钟观察一次，查看热水袋有无漏水现象，有无直接接触老年人皮肤，老年人皮肤有无发红，如有异常立即报告。

程序3　组织课堂讨论（30分钟）

提问式讨论：老年人使用热水袋为何容易烫伤？

案例式讨论：一名89岁老年人，晚上睡觉时使用了热水袋，第二天早晨发现小腿部有水泡，请分析为什么会出现水泡？哪些环节是造成这名老年人烫伤的原因呢？

强化式讨论：热水袋检查，热水量测量方法，如何灌装热水袋及控制热水量，如何排出热水袋中的空气，如何包裹并放置热水袋。

程序4　布置作业及小结（10分钟）

布置作业的目的是帮助学生巩固和消化课堂所学的知识，形成自己的知识和技能。教师在布置作业时，要符合教学目标，理论联系实际，启发学生思考，要从知识技能的角度加强考虑。在布置作业时，应明确作业的类型和形式，布置下次课程的预习要点。教师课后应回顾自己讲课中的优点与问题。

3. 注意事项

（1）开场白应引起学生的关注。

（2）讲解应避免使用随意语言。

（3）课堂讨论应尽量避免超时。

（4）课堂讨论应尽量选择思考题形式及案例讨论形式。

课程 5-2 指导

学习内容

学习单元	课程内容	培训建议	课堂学时
初级养老护理员实操指导	1）实训操作指导概述 2）实训操作指导过程设计要点 3）实训操作指导实施 4）注意事项	（1）方法：讲授法、演示法、实训（练习）法、案例教学法等 （2）重点与难点：指导方法	8

■ 学习单元　初级养老护理员实操指导

一、实践指导概述

实践指导能够帮助学生在护理实践实训过程中，将既往学到的基础知识与老年人照护的操作技能相结合，并获得所必需的专业及个人技能、态度和行为。实践指导在实训教学中占有非常重要的地位。

二、实践指导过程设计要点

实践指导内容的设计包括课时、分组、场所、要求等，见表 5-2-1。

表 5-2-1　初级养老护理员实践指导部分内容

序号	实践指导内容	课时	人/组	场所	要求
1	能摆放老年人饮食体位	2	10	示教室	必修
2	能帮助老年人进食	2	10	示教室	必修
3	能安置老年人睡眠环境	2	10	示教室	必修
4	能为老年人更换尿布	2	10	示教室	必修

三、实践指导实施

1. 方法与原则

（1）示范

实践指导的形式对学生掌握知识和技能非常有帮助，其中示范是实践指导的重要形式。培训老师应认真演示每一项操作流程、步骤及细节，可通过真人示范和模拟人示范方法完成。

（2）训练

在训练过程中，应强调训练分组的要求及时间的把握，可根据参加培训的人数分成若干组，每组 10 人左右，进行分组实训，以调动学生参与的积极性。

（3）观摩

观摩是指观摩老师的示范。在实践指导过程中会增加观摩考察的方法，观摩与考察相结合开展实际训练。

（4）讲评

最后，培训老师对小组讨论情况进行点评，总结经验，分析存在的不足。讲评的内容包括分组训练及观摩的效果，以及存在的问题。

通过事先设计的案例，选择社会关注度较高的典型案例 1~2 个，供各组自由选择。案例一般提前 1 周布置，倡导学生先查阅资料，以小组的形式进行研讨，深入理解。如遇困难或者问题，可以通过多种形式随时得到培训老师的指导。

在研讨的基础上，各组形成案例分析报告，再制作课堂汇报的材料和 PPT 幻灯片。一般每组安排 2 人左右汇报小组的讨论观点，并接受其他组和其他同学的提问和质疑，可以进一步将案件的讨论推向深入。

2. 实践指导要求

（1）指导形式的标准化发展。

（2）指导的方式要因地制宜。

（3）注重考核标准的管理，形成指导手册。

3. 实践指导操作过程

（1）工作准备

教师准备：服装整洁，仪态仪表符合要求，语言准备，示范关键动作准备。

用品准备：示范物品准备，训练记录准备，观摩考察准备。

环境准备：清洁，整洁。

学员准备：服装整洁，礼仪规范。

（2）操作步骤

步骤1　回顾与示范

实践指导前首先回顾一下上一节课的培训内容，总体介绍一下本次实践指导课的安排。如本单元训练整体安排、目标、时间、重点内容等，大约10分钟；然后进行示范演示，包括分节动作与整体动作演示，大约20分钟。

步骤2　训练与分组

将实训室进行必要的布置，安排好训练场所；每组选择出负责人和记录人，老师进行巡回督导，训练时间大约为40分钟。

步骤3　观摩与讨论

可采取抽签的方式排列观摩顺序，提出观摩中的要求及每组演示的时间。总体需要约30分钟的时间完成。

步骤4　讲评与小结

主要结合训练演示中出现的问题进行讲评，以提示学生能在今后的工作中加以改进。讲评时间大约需要5分种。

四、注意事项

1. 实践指导过程中，应注意示范顺序，示范演示应边讲边做。
2. 实训分组不宜过大。
3. 注意找出在观摩过程中被学生忽略的问题。
4. 注意选用适宜的小结方法。